实用临床护理操作规程

——儿科护理操作

总 策 划：霍孝蓉

主　　编：张淑芬　仰礼萍　陶金民　赵海鸣

副 主 编：顾胜英　陈建宁　陈　萍

编　　者：（按姓氏笔画排序）

王岐英　王　艳　王瑞华　严腊梅

郜建玲　夏桂芬　顾玉芳　黄和平

黄宜春　曹大华　曹　琳

秘　　书：潘　菲　杨　昕

东南大学电子音像出版社

·南京·

东南大学电子音像出版社出版发行
（南京四牌楼2号　邮编210096）
出版人:江建中
网址:www.seupress.com　　邮箱:med@seupress.com
江苏省新华书店经销　　合肥锦华印务有限公司印刷
开本:850mm×1168mm　1/32　印张:3.0　字数:97.2千字
2012年9月第1版　2012年9月第1次印刷

序

护理操作是护理人员最直接、最常用的技能，是促进患者康复的重要途径之一。它影响着患者就医过程的体验和感受，关系到广大人民群众对医疗行业的满意度和医院服务质量的提升。

随着医学科学的快速发展，各学科新理念、新知识、新技术的不断涌现，护理专业理论与技术也应及时丰富与扩展。江苏省护理学会主持，南京医科大学第二附属医院、江苏省省级机关医院承担的《实用临床护理操作规程》将要面世。它涉及临床护理 7 个专科和基础护理技能操作，以影像配以文字形式规范了护理操作的流程及考核方法。它在专业水准上有较大提升；在内容上更系统、全面；在形式上更加直观、实用；体现了护理操作的专业、科学、安全和高效，为进一步提升护理内涵提供了保证。

《实用临床护理操作规程》可作为省内外各级医院护理人员在临床实践中的应用指南；也是护理院校培养护生的参考。相信它会成为省内外护理人员的良师益友。

《实用临床护理操作规程》涉及专业多、内容广，又是音像出版物，参加编写及影像拍摄的各位护理专家勇于创新、积极探索，付出了辛勤的劳动。由于初次尝试存在不足在所难免，希望护理同仁与编者共同探讨修改。

江苏省护理学会理事长　张镇静

2012 年 8 月

前　　言

护理是一门独立应用型学科，护理工作在疾病治疗和康复过程中起着不可替代的作用。护理操作是护士应具备的最基本技能，是促进患者康复的重要途径。影响着患者就医过程的体验和感受，关系到医疗行业满意度和医院服务质量的提高。

近年来随着我国护理教育规模的快速发展，护理教育质量出现了参差不齐、护理教学和临床脱节的现象。临床现有的护理操作流程存在机械、重步骤不重实效；考核训练与实际相脱节；护理操作流程及考核标准不够科学、有效等问题。针对目前临床护理操作中存在的问题，我们编写了一套《实用临床护理操作规程》(以下简称《规程》)。

《规程》采用全实景拍摄，以影像配以文字形式展现了临床护理人员标准化的操作流程及考核方法。分为 8 个分项目，分别为基础护理操作、内科护理操作、外科护理操作、妇产科护理操作、儿科护理操作、眼科护理操作、耳鼻咽喉科护理操作、重症监护护理操作，共 99 项操作。对每一项护理操作从评估、准备、流程、沟通要点、注意事项及考核评价等几个方面加以阐述。

《规程》重点突出了"以人为本"、护患沟通等人文关怀；充分发挥了护士主观能动性和灵活性；操作流程更加系统、完整；考核标准更注重实效；把整体护理理念、护理程序贯穿于护理操作全过程，以提高护士解决临床实际问题的能力，展现了护理操作的专业、科学、安全和高效。

全国从事护理工作的护理人员超过 200 万，各地护理发展水平参差不齐，《规程》采用了影像技术，更加直观地展现了护理技术操作流程与考核的标准化。对培养高质量的实用型护理人才、深化医药卫生体制改革、落实科学发展观具有重要的现实意义。

在省内临床护理专家、护理教育学家的大力支持下，特别是南京医科大学第二附属医院及江苏省省级机关医院院领导、护理部及护理人员的齐心协力下，顺利完成了《规程》的编写与拍摄工作，在此表示感谢！

由于编者水平的局限性，难免存在许多不足，恳请广大护理人员在使用中予以指导纠正。

江苏省护理学会

2012 年 8 月

目　录

一、配方奶配制

【目的】

配制配方奶,以满足患儿的营养需要。

【操作前准备】

1. 护士:仪表端庄,衣帽整洁,洗手,戴口罩。

2. 患儿:告知患儿(家长)操作目的、方法及配合技巧。

3. 评估:配方奶粉的有效期、名称、种类;消毒奶瓶与奶嘴是否合适,瓶身有无裂痕,奶瓶与奶嘴是否在有效期内。

4. 用物:治疗盘、无菌镊、奶嘴、奶杯、长勺、奶粉、奶瓶、巾单、水壶、饮食卡。

【操作流程及注意事项】

流　程	注意事项
1. 核对医嘱、饮食单。	
2. 对照饮食单配奶。	
3. 将 40～60 ℃温开水倒入奶杯。	
4. 根据医嘱,加入配方奶粉冲调均匀。	• 冲调的奶粉量及水量必须按医嘱指示,配方奶浓度过浓或过稀,都会影响患儿的健康。
5. 将配好的配方奶液倒入奶瓶中。	
6. 用巾单将奶瓶外周擦净。取出奶嘴,安于奶瓶上。	
7. 贴上标签,注明配方奶的名称、配制日期、配制人。	• 配方奶要现配现用。

【操作后处置】

1. 安置患儿。

2. 终末处理。

3. 洗手、记录。

【总体评价】

1. 配奶方法正确,浓度和量准确。

2. 严格执行查对制度。

【沟通要点】

1. 操作前

(1) 询问患儿姓名,了解病情,安慰鼓励患儿及家长。

(2) 告知家长配奶的目的、操作的方法、注意事项。

(3) 配奶前要洗净双手。

2. 操作中

(1) 告知家长配奶时用温水,水温 40~60 ℃,不能用开水或者冷水。

(2) 测试奶液温度,以不烫手为宜。

3. 操作后

(1) 人工喂养哺喂的次数与母乳喂养相同。

(2) 选择的婴儿食品应以乳品或乳制品为主。同时注意调制的浓度和量,不要过稀、过浓或太少、太多,以免引起营养不良或消化功能紊乱而致腹泻。

(3) 调配的乳量以略超出计算量为好,奶瓶中剩余的乳汁不宜下顿再喂,尤其在夏季,以防食入变质的食品引起腹泻。

(4) 告知患儿家长,奶瓶、奶嘴、匙、盆、碗、杯等食具,每次用后都要涮洗干净,置锅内煮沸消毒,奶嘴待水开后再放入煮沸 5 min 以上。

【理论知识】

1. 什么是配方奶?

答:配方奶是指全脂奶粉经加工处理,调整清蛋白与酪蛋白的比例,除去大量饱和脂肪酸及矿物质,加入不饱和脂肪酸和乳糖、植物油及微量元素等,使其成分更接近母乳。

2. 如何计算奶量?

答:奶量以每日所需总能量和总液量计算。婴儿每日需总能量 110 cal/kg(460 kJ/kg),需水量 150 ml/kg。

【附:考核评分标准】

配方奶配制考核评分标准

项目	评 分 标 准	评分标准				得分
		分值	A	B	C	
目的(5)	配制配方奶,以满足患儿的营养需要。	5	5	4	3	
准备(15)	1. 护士:仪表端庄,衣帽整洁,洗手,戴口罩。	2	2	1	0	
	2. 患儿:告知患儿(家长)操作目的、方法及配合技巧。	3	3	2	1	
	3. 评估:配方奶粉的有效期、名称、种类;消毒奶瓶与奶嘴是否合适,瓶身有无裂痕,奶瓶与奶嘴是否在有效期内。	5	5	4	2	
	4. 用物:治疗盘、无菌镊、奶嘴、奶杯、长勺、奶粉、奶瓶、巾单、水壶、饮食卡。	5	5	4	2	
流程(60)	1. 核对医嘱、饮食单。	5	5	4	0	
	2. 对照饮食单配奶。	5	5	4	0	
	3. 将 40～60 ℃温开水倒入奶杯。	10	10	8	3	
	4. 根据医嘱,加入配方奶粉冲调均匀。	10	10	8	3	
	5. 将配好的配方奶液倒入奶瓶中。	10	10	8	3	
	6. 用巾单将奶瓶外周擦净。取出奶嘴,安于奶瓶上。	10	10	8	3	
	7. 贴上标签,注明配方奶的名称、配制日期、配制人。	10	10	8	3	
操作后(10)	1. 安置患儿。	4	4	3	0	
	2. 终末处理。	4	4	3	0	
	3. 洗手、记录。	2	2	1	0	
总体评价(10)	1. 配奶方法正确,浓度和量准确。	5	5	3	0	
	2. 严格执行查对制度。	5	5	3	0	

二、奶瓶喂奶

【目的】

1. 奶瓶喂哺。

2. 指导母亲喂奶。

【操作前准备】

1. 护士:六步洗手法洗手,衣帽整齐,戴口罩。

2. 评估:患儿的病情、生命体征、日龄、体重、吸吮力、吞咽能力、食欲以及排便情况。

3. 用物:治疗盘、奶瓶(内盛已配的奶液)、奶嘴、饮食卡、小巾单。

【操作流程及注意事项】

流　程	注意事项
1. 备齐用物至患儿床边,核对患儿。	
2. 已配奶与奶卡核对,选择合适的奶嘴。	• 根据患儿年龄、病情选择适宜的奶嘴。
3. 温热奶液。	
4. 患儿取右侧卧位,颌下铺小巾单。	
5. 以手臂内侧滴奶液测试温度。	• 奶液的温度以 38 ℃为宜。
6. 将奶瓶倒转,使瓶颈处充满奶液,使患儿含住奶嘴吸吮。	• 喂奶时应将奶液充满奶嘴,瓶颈不应压在患儿唇上,如果患儿吸吮过急或呛咳时,应取出奶嘴,休息片刻。
7. 喂奶完毕,抱起患儿,轻拍背部驱气。	• 喂奶时观察患儿病情、食欲及吸吮能力。
8. 将患儿放回床上,继续保持右侧卧位。记录奶量及进食情况。	

【操作后处置】

1. 终末处理。

2. 洗手、记录。

【总体评价】

1. 患儿无呛咳、溢奶等现象。

2. 操作熟练、流畅，患儿安静、无哭闹。

【沟通要点】

奶液应现配现用，确保食用安全。每次配制奶液所用食具、用具均应洗净、消毒。

【理论知识】

1. 什么叫新生儿胃-食管反流？

答：新生儿胃-食管反流(GRS)是指胃内容物，包括从十二指肠流入胃的胆盐和胰酶反流入食管。由于新生儿食管下端括约肌(LES)发育不成熟或神经肌肉协调功能差而出现的反流称为生理性反流，出现在日间餐食或餐后，又称“溢乳”；而由于 LES 的功能障碍和(或)与其功能有关的组织结构异常，以至 LES 压力低下而出现的反流称为病理性反流，常常发生于睡眠、仰卧位及空腹时，引起一系列临床症状和并发症，即胃-食管反流病(GERD)。

2. 新生儿胃-食管反流的常见护理问题？

答：(1) 有窒息的危险：与新生儿溢奶和呕吐有关。

(2) 营养失调，低于机体需要量：与反复呕吐导致能量和各种营养素摄入不足有关。

(3) 慢性疼痛：与胃内容物反流导致反流性食管炎有关。

(4) 知识缺乏：患儿家长缺乏体位治疗、饮食治疗和药物治疗的有关知识。

3. 新生儿胃-食管反流的健康教育？

答：告知家长体位治疗及饮食治疗的方法、重要性和长期性。指导家长辨别患儿有无发绀，评定患儿反应状况和喂养是否耐受，新生儿每日监测体重。带药出院时，详细说明用药方法和注意事项，尤其是用药剂量和用药反应。

4. 如何根据早产儿的生活能力，选择不同的喂养方式？

答：(1) 有吸吮、吞咽能力者直接喂母乳或奶瓶喂养。

(2) 有吞咽能力、无吸吮能力者用滴管喂养或小匙喂养。

(3) 吸吮、吞咽能力均不全用鼻饲法喂养。

（4）每日测量体重1次，以了解增长情况及营养是否足够。理想的体重为每日增加25～30 g，最低应增加15 g。

【附：考核评分标准】

奶瓶喂奶考核评分标准

项目	评分标准	评分等级				得分
		分值	A	B	C	
目的(5)	1. 奶瓶喂哺。 2. 指导母亲喂奶。	3 2	3 2	2 1	1 0	
操作前(15)	1. 护士:六步洗手法洗手,衣帽整齐,戴口罩。 2. 评估:患儿的病情、生命体征、日龄、体重、吸吮力、食欲以及排便情况。 3. 用物:治疗盘、奶瓶(内盛已配的奶液)、奶嘴、饮食卡、小巾单。	5 7 3	5 7 3	4 5 2	3 3 1	
操作流程(60)	1. 备齐用物至患儿床边,核对患儿。 2. 已配奶与奶卡核对,选择合适的奶嘴。 3. 温热奶液。 4. 患儿取左侧卧位,颌下铺小巾单。 5. 以手臂内侧滴奶液测试温度。 6. 将奶瓶倒转,使瓶颈处充满奶液,使患儿含住奶嘴吸吮。 7. 喂奶完毕,抱起患儿,轻拍背部驱气。 8. 将患儿放回床上,继续保持侧卧位。记录奶量及进食情况。	5 7 7 9 9 9 9 5	5 7 7 9 9 9 9 5	4 5 5 6 6 6 6 4	3 3 3 3 3 3 3 3	
操作后(10)	1. 终末处理。 2. 洗手、记录。	5 5	5 5	3 3	1 1	
总体评价(10)	1. 患儿无呛咳、溢奶等现象。 2. 操作熟练、流畅,患儿安静、无哭闹。	5 5	5 5	3 3	1 1	

三、暖箱使用

【目的】

1. 出生体重低于 2000 g 患儿置于暖箱保暖。

2. 便于病情观察。

3. 保护性隔离。

【操作前准备】

1. 护士:洗手,戴口罩。

2. 评估:患儿的孕周、体重、日龄、生命体征及一般情况,有无并发症等;暖箱清洁度、门的牢固性、电源、水槽等。

3. 用物:婴儿暖箱、绒毯、蒸馏水。

【操作流程及注意事项】

流　程	注意事项
1. 备齐用物至床边,核对患儿。	
2. 铺暖箱内婴儿床。	•暖箱放置的房间温度应高于 23 ℃,以减少辐射热的损失;暖箱避免放置在阳光直射、有对流风或取暖设备附近,以免影响箱内温度。
3. 蒸馏水加入水槽至水位线。	
4. 接通电源,打开开关,调节箱温,开始预热。	
5. 选择箱温控制、肤温控制。	
6. 按设置键,当温度闪烁时按加减键设置温度,使暖箱内温度为 28～32℃,湿度为 55％～65％。	
7. 将患儿穿单衣裹尿布放置暖箱内。观察患儿情况。	•暖箱使用期间保持暖箱的清洁卫生,每天用清水擦拭箱内外,有污染时用消毒液擦拭。
8. 患儿出暖箱	•护理、治疗集中进行,避免过多开启箱门,一切护理操作均在箱内进行。

(1) 评估患儿体温、体重、日龄等一般情况。符合出暖箱条件。
(2) 核对患儿,准备床单元。
(3) 将患儿抱出暖箱,整理患儿衣裤,整理床单元。

【操作后处置】

1. 安置患儿。

2. 终末消毒,放尽水槽内的水,紫外线照射消毒 30 min。

3. 洗手、记录。

【总体评价】

1. 暖箱性能良好,运行正常,能维持中心温度。

2. 患儿生命体征平稳,生长发育良好。

【沟通要点】

1. 操作前

(1) 告知患儿家长暖箱使用的目的、方法及注意事项。

(2) 暖箱放置的房间温度应高于 23 ℃,以减少辐射热的损失。暖箱避免放置在阳光直射、有对流风或取暖设备附近,以免影响箱内温度。

2. 操作中:护理、治疗集中进行,避免过多开启箱门,一切护理操作均在箱内进行。必须外出检查治疗时应采取相应的保暖措施。

3. 操作后

(1) 暖箱使用期间保持暖箱的清洁卫生,温箱内湿化水每天更换 1 次。暖箱每周更换一次。

(2) 患儿体温恢复正常前,每小时测量一次体温,体温恢复正常后,改为每 4 h 测量一次体温。

【理论知识】

1. 使用暖箱的适应证有哪些?

答:适用于出生体重在 2 000 g 以下者;高危或异常新生儿,如新生儿硬肿症患儿,体温不升的患儿。

2. 为什么暖箱需避免放置在阳光直射、有对流风或取暖设备附近？

答：温箱保温时存在着 4 种散热的方式，即辐射、对流、蒸发、传导。其中辐射和对流散热比例最高，因此温箱温度的维持受环境温度的影响。病房室温应保持在 24～26 ℃，湿度在 55%～65%，暖箱放置的房间温度应高于 23 ℃，以减少辐射热的损失。暖箱避免放置在阳光直射、有对流风或取暖设备附近，以免影响箱内温度。

3. 患儿出暖箱的条件是什么？

答：体重达 2 000 g 或以上，体温正常；在不加热的温箱内，室温维持在 24～26 ℃时，患儿能保持正常体温；患儿在温箱内生活了 1 个月以上，体重虽不到 2 000 g，但一般情况良好。

4. 如何根据患儿体重及出生日龄调节适中温度？

如下表所示：

出生体重（g）	温度				相对湿度
	35 ℃	34 ℃	33 ℃	32 ℃	
1 000	初生 10 天内	10 天后	3 周内	5 周后	55%～65%
1 500	—	初生 10 天内	10 天后	4 周后	
2 000	—	初生 2 天内	2 天后	3 周后	
2 500	—	—	初生 2 天内	2 天后	

【附：考核评分标准】

暖箱使用考核评分标准

项目	评分标准	评分等级				得分
		分值	A	B	C	
目的(5)	1. 出生体重低于2 000 g患儿置于暖箱保暖。	2	2	1	0	
	2. 便于病情观察。	2	2	1	0	
	3. 保护性隔离。	1	1	0	0	
操作前(15)	1. 护士:洗手,戴口罩。	3	3	2	1	
	2. 评估:患儿的孕周、体重、日龄、生命体征及一般情况,有无并发症等;	5	5	4	3	
	暖箱清洁度、门的牢固性、电源、水槽等。	5	5	4	3	
	3. 用物:婴儿暖箱、绒毯、蒸馏水。	2	2	1	0	
操作流程(60)	1. 备齐用物至床边,核对患儿。	3	3	2	1	
	2. 铺暖箱内婴儿床。	3	3	2	1	
	3. 蒸馏水加入水槽至水位线。	5	5	4	3	
	4. 接通电源,打开开关,调节箱温,开始预热。	8	8	5	3	
	5. 选择箱温控制、肤温控制。	8	8	5	3	
	6. 按设置键,当温度闪烁时按加减键设置温度。使暖箱内温度为 28 ~ 32 ℃,湿度55%~65%。	10	10	7	5	
	7. 将患儿穿单衣裹尿布放置暖箱内。观察患儿情况。	5	5	4	3	
	8. 患儿出暖箱					
	(1) 评估患儿体温、体重、日龄等一般情况。符合出暖箱条件。	8	8	5	3	
	(2) 核对患儿,准备床单元。	5	5	4	3	
	(3) 将患儿抱出暖箱,整理患儿衣裤,整理床单元。	5	5	4	3	
操作后(10)	1. 安置病人。	4	4	3	2	
	2. 终末消毒,放尽水槽内的水,紫外线消毒30 min。	3	3	2	1	
	3. 洗手、记录。	3	3	2	1	
总体评价(10)	1. 暖箱性能良好,运行正常,能维持中心温度。	5	5	3	1	
	2. 患儿生命体征平稳,生长发育良好。	5	5	3	1	

四、蓝光照射治疗

【目的】

1. 新生儿高胆红素血症的辅助治疗。

2. 新生儿溶血病的辅助治疗。

【操作前准备】

1. 护士:六步洗手法洗手,衣帽整齐,戴口罩。

2. 评估:患儿的病情、生命体征、日龄、体重、指甲长度、黄疸程度和范围以及胆红素检查结果。蓝光箱的清洁度、箱门牢固性、蓝光亮度。

3. 用物:蓝光箱及布罩、治疗盘、墨镜、眼罩、手套、蒸馏水、尿不湿、湿纸巾。加蒸馏水于湿化器内,预热蓝光箱,调节箱温。

【操作流程及注意事项】

流　程	注意事项
1. 备齐用物至病室,核对患儿。关闭门窗,调节室温。	
2. 接光疗箱电源并检测、预热(根据胎龄、日龄、体重调节箱温)。	• 保持灯管及反射板清洁,并及时更换(灯管)。
3. 患儿更换尿布,除去衣裤,戴手套、眼罩。	• 尽量暴露光疗照射部位,光疗前不能给患儿扑粉、涂油等。
4. 将患儿置于蓝光箱中央,盖上蓝光箱布罩。	• 光疗中及时巡视,注意观察病情变化,保持光疗箱玻璃的透明度。
5. 光疗中监测箱温、患儿病情、生命体征,并记录。	• 护士为患儿检查、治疗、护理时,带墨镜。
6. 光疗结束,关闭蓝光灯。	
7. 检查患儿全身皮肤,注意有无皮疹或其他完整性受损。	• 光疗结束后,倒尽湿化器内的水,做好清洁、消毒工作。
8. 除去眼罩、手套,抱患儿回病床,给患儿穿好衣服,记录。	• 光疗箱应放在干净、温湿度变化较小、无阳光照射的场所。

【操作后处置】

1. 安置患儿。

2. 切断电源，终末处理。

3. 洗手、记录。

【总体评价】

1. 患儿安全、舒适，无护理并发症。

2. 患儿皮肤黄染明显减退。

【沟通要点】

1. 操作前

(1) 告知操作目的、方法及注意事项。

(2) 光疗前应清洁皮肤，禁忌在皮肤上涂粉和油类。

2. 操作中

(1) 保护好眼睛及会阴部，男婴保护好阴囊。

(2) 尽可能暴露皮肤，使身体广泛照射，均匀受光。

(3) 光疗时定时喂奶，并在两次喂奶之间给予喂水补充水分，必要时遵医嘱予以补液。

【理论知识】

1. 光照疗法以多少波长的蓝光最有效？光亮度以多少为宜？

答：光照疗法一般采用波长 427～475 nm 的蓝光最有效。光亮度以单面光 160 W，双面光以 320 W 为宜，双面光优于单面光。

2. 照射时灯管与患儿皮肤的距离是多少？灯管使用多长时间必须更换？

答：照射时灯管与患儿皮肤的距离是 33～50 cm。蓝光灯管使用 300 h 其能量输出减弱 20%，900 h 后减弱 35%，因此，灯管使用 1 000 h 必须更换。

3. 什么叫核黄疸？核黄疸分为几期？

答：核黄疸又称胆红素脑病。血胆红素可因未结合胆红素过多或血脑屏障开放而透过血脑屏障，使脑细胞受损而变性坏死，其中以大脑基底节、下丘脑第四脑室底部黄染最明显。核黄疸分为警告期、痉挛期、恢复期及后遗症期。

4. 光疗过程中，如何观察患儿的病情变化？

答：光疗过程中，应注意观察患儿的精神反应及生命体征；观察黄疸的部位、程度及其变化，大小便的颜色及性状，皮肤有无发红、干燥、皮疹，有无呼吸暂停、烦躁、嗜睡、发热、腹胀、呕吐、惊厥等，注意吸吮能力、哭声变化。如有异常及时报告医生，给予处理。

【附：考核评分标准】

蓝光照射治疗考核评分标准

项目	评分标准	评分等级				得分
		分值	A	B	C	
目的(5)	1. 新生儿高胆红素血症的辅助治疗。	3	3	2	1	
	2. 新生儿溶血病的辅助治疗。	2	2	1	0	
操作前(15)	1. 护士:六步洗手法洗手,衣帽整齐,戴口罩。	4	4	2	1	
	2. 评估:患儿的病情、生命体征、日龄、体重、指甲长度、黄疸程度和范围以及胆红素检查结果。蓝光箱的清洁度、箱门牢固性、蓝光亮度。	7	7	5	3	
	3. 用物:蓝光箱及布罩、治疗盘、墨镜、眼罩、手套、蒸馏水、尿不湿、湿纸巾。加蒸馏水于湿化器内,预热蓝光箱,调节箱温。	4	4	2	1	
操作流程(60)	1. 备齐用物至病室,核对患儿。关闭门窗,调节室温。	5	5	4	3	
	2. 接光疗箱电源并检测、预热(依据体重调节箱温)。	10	10	8	5	
	3. 患儿更换尿布,除去衣裤,戴手套、眼罩。	8	8	6	4	
	4. 将患儿置于蓝光箱中央。盖上蓝光箱布罩。	5	5	4	3	
	5. 光疗中监测箱温、患儿病情、生命体征,并记录。	10	10	8	5	
	6. 光疗结束,关闭蓝光灯。	5	5	4	3	
	7. 检查患儿全身皮肤,注意有无皮疹或其他完整性受损。	8	8	6	4	
	8. 除去眼罩、手套,抱患儿回病床,给患儿穿好衣服,记录。	9	9	6	4	
操作后(10)	1. 安置患儿。	4	4	3	2	
	2. 切断电源,终末处理。	4	4	3	2	
	3. 洗手、记录。	2	2	1	0	
总体评价(10)	1. 患儿安全、舒适,无护理并发症。	5	5	3	1	
	2. 患儿皮肤黄染明显减退。	5	5	3	1	

五、新生儿沐浴

【目的】

1. 保持患儿皮肤清洁,促进全身血液循环,使患儿舒适。

2. 观察患儿全身皮肤情况。

【操作前准备】

1. 护士:六步洗手法洗手,衣帽整齐。

2. 评估:患儿的全身皮肤完整性情况、有无感染及肢体活动度、环境温度以及使用的护肤用品。

3. 用物:治疗盘、75%乙醇、棉签、鞣酸软膏、大巾单、小巾单、湿纸巾、沐浴露、弯盘、浴巾、新生儿单衣、尿不湿、被服。

【操作流程及注意事项】

流 程	注意事项
1. 核对患儿,携至浴室。	
2. 按使用顺序摆放好用物,铺巾单、浴巾。	
3. 在浴台上脱去患儿衣服,去尿布,检查全身情况。	• 室温要求 25～29 ℃。
4. 测试水温到所需要的温度。	• 手臂内侧测试水温,以温热而不烫为宜,水温 38～40 ℃。
5. 将患儿抱入浴池内,平躺。	
6. 用单层面巾由内眦到外眦擦眼,更换面巾部位以同法擦另一只眼睛,再依次清洗耳朵和额头、鼻翼面部、耳后、下颌。	
7. 左手拇指和中指将小儿双耳廓折向前方,堵住外耳道口,右手抹沐浴露,涂于小儿头部,以清水洗净。	• 洗头过程中注意按压患儿外耳道口,以防水注入耳内。
8. 用流动水淋湿患儿全身,擦沐浴露,边洗边冲,依次为颈下、腋下、胸、腹、臂、	• 注意观察患儿的精神反应和呼吸情况。

手、腿、脚、后颈、背腰、会阴及臀部。
9. 将患儿抱起，以大毛巾包裹擦干水分。
10. 沐浴完毕，检查患儿全身各部位，根据患儿情况进行必要的脐部、臀部和皮肤护理。
11. 兜好尿不湿，穿好衣服。

【操作后处置】

1. 安置患儿。

2. 终末处理。

3. 洗手、记录。

【总体评价】

1. 患儿安全，保暖，皮肤清洁，安静入睡。

2. 运用节力原则。

【沟通要点】

1. 操作前

(1) 环境温度以 25～29 ℃为宜。冬季水温 38～39 ℃，夏季水温为 37～38 ℃，备水时温度稍高 2～3 ℃，可在一水壶内放 50～60 ℃热水备用。

(2) 患儿沐浴应在喂奶前或喂奶后 1 h 进行。

2. 操作中

(1) 擦洗面部：用单层面巾由内眦向外眦擦拭眼睛，更换面巾部位以同法擦另一眼，然后擦耳，最后擦面部，擦拭时禁用肥皂。

(2) 用棉签清洁鼻腔。

(3) 清洗头部时，左手拇指和中指分别向前折患儿耳廓以堵住外耳道口，防止水流入耳内。

(4) 减少暴露，注意保暖，动作轻快。

【理论知识】

1. 如何去除患儿头顶部等处皮脂结痂？

答：患儿头顶部等处皮脂结痂时，不可用力清洗，可涂液体石蜡油浸润，待次日轻轻梳去结痂后再予以洗净。

2. 如何做好新生儿的皮肤护理？

答:新生儿出生后,可用消毒植物油擦拭患儿皮肤皱褶处过多的胎脂。体温稳定后,每日早上沐浴或淋浴 1 次,以达到清洁皮肤和促进血液循环的目的,同时检查脐带、皮肤完整性及肛周脓肿等情况。每次大便后用温水清洗会阴及臀部,以防红臀。

3. 什么叫湿疹? 其临床特征是什么?

答:湿疹又称异位性皮肤炎,是慢性表面皮肤炎症,其以各种不同时期的红疹、水疱、荨麻疹团、结痂和剥脱等不同形式同时出现为特征。

临床特征:① 在身上不同的部位会同时出现此病不同时期的皮肤炎症;② 瘙痒可以是轻微或严重的;③ 皮肤上有成块的粗糙、发红、增厚鳞屑的情形;④ 婴儿的常侵犯部位:颊、脸、颈、耳后和爬行时俯地部分的皮肤是最常侵犯的部位,四肢较少见。较大的患儿常犯部位为四肢的弯曲处、肘前和腘窝区及脸部和颈部。

【附:考核评分标准】

新生儿沐浴考核评分标准

项目	评分标准	评分等级				得分
		分值	A	B	C	
目的(5)	1. 保持患儿皮肤清洁,促进全身血液循环,使患儿舒适。	3	3	2	1	
	2. 观察患儿全身皮肤情况。	2	2	1	0	
操作前(15)	1. 护士:六步洗手法洗手,衣帽整齐。	5	5	4	3	
	2. 评估:患儿的全身皮肤完整性情况、有无感染及肢体活动度、环境温度以及使用的护肤用品。	5	5	4	3	
	3. 用物:治疗盘、75%乙醇、棉签、鞣酸软膏、大巾单、小巾单、湿纸巾、沐浴露、弯盘、浴巾、新生儿单衣、尿不湿、被服。	5	5	4	3	
操作流程(60)	1. 核对患儿,携至浴室。	4	4	3	2	
	2. 按使用顺序摆放好用物,铺巾单、浴巾。	5	5	4	3	
	3. 在浴台上脱去患儿衣服,去尿布,检查全身情况。	5	5	4	3	
	4. 测试水温到所需要的温度。	5	5	4	3	
	5. 将患儿抱入浴池内,平躺。	5	5	4	3	
	6. 用单层面巾由内眦到外眦擦眼,更换面巾部位以同法擦另一只眼睛,再依次清洗耳朵和额头、鼻翼面部、耳后、下颌。	8	8	6	4	
	7. 左手拇指和中指将小儿双耳廓折向前方,堵住外耳道口,右手抹沐浴露,涂于小儿头部,以清水洗净。	8	8	6	4	
	8. 用流动水淋湿患儿全身,擦沐浴露,边洗边冲,依次为颈下、腋下、胸、腹、臂、手、腿、脚、后颈、背腰、会阴及臀部。	8	8	6	4	
	9. 将患儿抱起,以大毛巾包裹擦干水分。	3	3	2	1	
	10. 沐浴完毕,检查患儿全身各部位,根据患儿情况进行必要的脐部、臀部和皮肤护理。	6	6	4	2	
	11. 兜好尿不湿,穿好衣服。	3	3	2	1	
操作后(10)	1. 安置患儿。	5	5	4	3	
	2. 终末处理。	3	3	2	1	
	3. 洗手、记录。	2	2	1	0	
总体评价(10)	1. 患儿安全,保暖,皮肤清洁,安静入睡。	5	5	3	1	
	2. 运用节力原则。	5	5	3	1	

六、新生儿更换尿布

【目的】

保持患儿清洁舒适，预防皮肤破损。

【操作前准备】

1. 护士：六步洗手法洗手，衣帽整齐，戴口罩。

2. 评估：患儿的病情、生命体征；臀部皮肤状况；尿布的大小和透气性；环境温度。

3. 用物：尿布、湿巾纸、鞣酸软膏、棉签、弯盘、尿布桶。

【操作流程及注意事项】

流　程	注意事项
1. 备齐用物至患儿床边，核对患儿，关闭门窗，调节室温。	
2. 选择大小合适的尿布，放床边备用。	
3. 揭开患儿盖被，将污湿的尿布打开。	
4. 一手轻提患儿双足，露出臀部；另一手用湿巾纸将会阴部及臀部擦净。	
5. 取出污湿尿布，卷折污湿部分于内面，放入尿布桶内。	
6. 握住并提起患儿双足，使臀部略抬高，将清洁尿布的一端垫于患儿腰骶部，放下双足，必要时臀部涂鞣酸软膏，由两腿间拉出尿布另一端并覆盖于下腹部，系上尿布带。	• 更换尿布时动作轻快，避免暴露患儿上半身。 • 尿布包扎应松紧合适，防止因过紧而影响患儿活动或过松造成大便外溢。
7. 整理患儿衣物及床单元。	

【操作后处置】

1. 安置患儿。

2. 终末处理。

3. 洗手、记录。

【总体评价】

1. 患儿安全、舒适。

2. 护士动作轻快，操作中避免患儿过多暴露。

【沟通要点】

1. 环境温度适宜(24～28 ℃)，避免过堂风。

2. 减少暴露，避免着凉。

3. 更换尿布时，注意双足不可过高提起，以免胃内食物倒流；避免一手提起患儿一只脚更换尿布，以免动作过猛，关节脱位。

4. 观察大小便的色、质、量。

【理论知识】

1. 如何选择尿布？

答：尿布以白色、柔软、易吸水的棉布或一次性尿布为宜。若患儿较肥胖或尿量较多，可在尿布上再垫一长方形尿布增加厚度，女婴应将加厚层垫于臀下，男婴则将加厚层放于会阴部。重度臀红患儿所用的尿布应煮沸、消毒浸泡或阳光下曝晒以消灭细菌。

2. 什么叫尿布疹？

答：尿布疹好发于尿布覆盖区域的皮肤疾病，是 2 岁以下小儿最常见的皮肤病。尿布疹通常在出生后 1～2 月龄时发生，若不适当控制，会在用尿布期间再发，直到不使用尿布为止。其种类包括氨皮肤炎、肛门周围皮肤炎、对磨疹、接触性皮炎及白色念珠菌病等 5 种。

3. 尿布性皮炎的治疗？

答：尿布性皮炎，可采用暴露法、灯光照射法或吹氧法，使局部皮肤干燥，再涂以紫草油、鞣酸软膏、氧化锌软膏等。严重者可给予抗菌药物，以防感染。

【附：考核评分标准】

新生儿更换尿布考核评分标准

项目	评分标准	评分等级				得分
		分值	A	B	C	
目的（5）	保持患儿清洁舒适，预防皮肤破损。	5	5	4	3	
操作前（15）	1. 护士：六步洗手法洗手，衣帽整齐，戴口罩。	5	5	4	3	
	2. 评估：患儿的病情、生命体征；臀部皮肤状况；尿布的大小和透气性；环境温度。	5	5	4	3	
	3. 用物：尿布、湿巾纸、鞣酸软膏、棉签、弯盘、尿布桶。	5	5	4	3	
操作流程（60）	1. 备齐用物至患儿床边，核对患儿，关闭门窗，调节室温。	5	5	4	3	
	2. 选择大小合适的尿布，放床边备用。	8	8	6	4	
	3. 揭开患儿盖被，将污湿的尿布打开。	7	7	5	3	
	4. 一手轻提患儿双足，露出臀部；另一手用湿巾纸将会阴部及臀部擦净。	10	10	7	4	
	5. 取出污湿尿布，卷折污湿部分于内面，放入尿布桶内。	10	10	7	4	
	6. 握住并提起患儿双足，使臀部略抬高，将清洁尿布的一端垫于患儿腰骶部，放下双足，必要时臀部涂鞣酸软膏，由两腿间拉出尿布另一端并覆盖于下腹部，系上尿布带。	15	15	10	5	
	7. 整理患儿衣物及床单元。	5	5	4	3	
操作后（10）	1. 安置患儿。	4	4	3	2	
	2. 终末处理。	3	3	2	1	
	3. 洗手、记录。	3	3	2	1	
总体评价（10）	1. 患儿安全、舒适。	5	5	3	1	
	2. 护士动作轻快，操作中避免患儿过多暴露。	5	5	3	1	

七、新生儿口腔护理

【目的】

1. 保持口腔清洁、湿润,增进食欲,使患儿舒适。

2. 预防口腔感染及其他并发症。

3. 观察舌苔、口腔黏膜有无异常,提供病情的动态信息。

【操作前准备】

1. 护士:六步洗手法洗手,衣帽整齐,戴口罩。

2. 评估:患儿的日龄、病情、舌苔,有无口腔黏膜破溃、糜烂、鹅口疮等。

3. 用物:治疗盘、口护包、生理盐水、石蜡油、棉签、手电筒。口护包内含弯盘、治疗碗、小毛巾。

【操作流程及注意事项】

流　程	注意事项
1. 备齐用物至患儿床边,核对患儿。	•应在患儿吃奶 1 h 后进行口腔护理,以防呕吐。
2. 按使用顺序摆放物品。	
3. 患儿取平卧位,头偏向一侧,颈下铺治疗巾。	
4. 用棉签蘸取少量漱口液擦口唇。	•棉签不可过湿,以防患儿将溶液吸入呼吸道。
5. 口腔擦洗顺序为:左外侧面→右外侧面→左上内侧面→左下内侧面→右上内侧面→右下内侧面→左颊黏膜→右颊黏膜→舌面→硬腭。	•动作轻柔,洗擦舌面、软腭勿过深,以防恶心等。
6. 涂石蜡油,擦干面部。	
7. 检查口腔黏膜情况。	

【操作后处置】

1. 安置患儿。

2. 终末处理。

3. 洗手、记录。

【总体评价】

1. 患儿口腔黏膜无损伤，棉签湿度适宜。

2. 患儿口腔清洁舒适。

3. 掌握患儿病情。

【沟通要点】

1. 告知新生儿家长口腔护理的目的、方法及注意事项。

2. 棉签不可过湿，棉签的棉球一定要牢固，以免掉在口腔里。

3. 长期应用抗生素者应观察口腔黏膜有无真菌感染。

4. 口唇干裂者可涂消毒石蜡油。

【理论知识】

1. 什么叫鹅口疮？

答：鹅口疮又名雪口病，为白色念珠菌感染所致的口炎。多见于新生儿、营养不良、腹泻、长期应用广谱抗生素或激素的患儿。本病特征是在口腔黏膜表面出现白色或灰白色乳凝状物，略高于黏膜表面，粗糙无光，最常见于颊黏膜，其次是舌、齿龈、上腭，甚至蔓延到咽部。

2. 简述新生儿口腔擦洗的顺序。

答：新生儿口腔顺序为两侧颊部—牙龈—舌面—硬腭。

3. 简述新生儿口腔护理的方法。

答：新生儿出生后开始每天用生理盐水擦洗口腔 1～2 次/日。若出现鹅口疮者用 2%碳酸氢钠或制霉菌素的棉签擦洗口腔。

4. 新生儿口腔护理所用的碳酸氢钠溶液如何配制？

答：50 万 U 制霉菌素研碎＋5 ml 生理盐水配制而成。

【附：考核评分标准】

新生儿口腔护理考核评分标准

项目	评分标准	评分等级				得分
		分值	A	B	C	
目的(5)	1. 保持口腔清洁、湿润,增进食欲,使患儿舒适。	2	2	1	0	
	2. 预防口腔感染及其他并发症。	2	2	1	0	
	3. 观察舌苔、口腔黏膜有无异常,提供病情的动态信息。	1	1	0	0	
操作前(15)	1. 护士:六步洗手法洗手,衣帽整齐,戴口罩。	5	5	4	3	
	2. 评估:患儿的日龄、病情、舌苔,有无口腔黏膜破溃、糜烂、鹅口疮等。	5	5	4	3	
	3. 用物:治疗盘、口护包、生理盐水、石蜡油、棉签、手电筒。口护包内含弯盘、治疗碗、小毛巾。	5	5	4	3	
操作流程(60)	1. 备齐用物至患儿床边,核对患儿。	5	5	4	3	
	2. 按使用顺序摆放物品。	5	5	4	3	
	3. 患儿取平卧位,头偏向一侧,颈下铺治疗巾。	8	8	5	3	
	4. 用棉签蘸取少量漱口液擦口唇。	5	5	4	3	
	5. 擦洗口腔,擦洗顺序为:左外侧面→右外侧面→左上内侧面→左下内侧面→右上内侧面→右下内侧面→左颊黏膜→右颊黏膜→舌面→硬腭。	20	20	15	10	
	6. 涂石蜡油,擦干面部。	10	10	7	5	
	7. 检查口腔黏膜情况。	7	7	5	3	
操作后(10)	1. 安置患儿。	3	3	2	1	
	2. 终末处理。	5	5	4	3	
	3. 洗手、记录。	2	2	1	0	
总体评价(10)	1. 患儿口腔黏膜无损伤,棉签湿度适宜。	4	4	3	2	
	2. 患儿口腔清洁舒适。	3	3	2	1	
	3. 掌握患儿病情。	3	3	2	1	

八、新生儿脐部护理

【目的】

1. 保持脐部清洁,预防脐部感染。

2. 促进脐部干燥。

3. 观察有无出血及异常情况。

【操作前准备】

1. 护士:六步洗手法洗手,衣帽整齐,戴口罩。

2. 患儿:告知患儿(家长)操作目的、方法及配合技巧。

3. 评估:患儿的病情、生命体征;观察脐带有无脱落、渗血、糜烂,有无分泌物,脐轮有无红肿等。

4. 用物:治疗盘、3%过氧化氢溶液、生理盐水、0.5%碘伏、棉签、纱布、胶布、弯盘。

【操作流程及注意事项】

流程	注意事项
1. 备齐用物至病房,核对患儿,关闭门窗,调节室温。	
2. 暴露脐部,观察脐部有无异常情况。	
3. 棉签蘸取3%过氧化氢溶液由脐部中央向外环形擦洗。干棉签同法擦洗。	• 手法轻柔,切勿擦破皮肤。
4. 棉签蘸取0.5%碘伏溶液由脐部中央向外环形擦洗。	• 每根棉签擦洗一次,勿重复使用。
5. 纱布包扎脐部。	

【操作后处置】

1. 安置患儿。

2. 终末处理。

3. 洗手、记录。

【总体评价】

1. 脐部护理方法正确,达到预期目的。

2. 手法轻柔,注意患儿保暖。

【沟通要点】

1. 保持脐部的清洁和干燥,尿布不可覆盖于脐部,以免尿液污染脐部。

2. 出生 24 h 后去除脐带夹。

3. 新生儿出生后次日开始每天洗澡后用 0.5%碘伏消毒脐窝及脐周,1～2 次/日。

【理论知识】

1. 什么叫新生儿脐炎?

答:新生儿脐炎是指与脐带相连组织的感染。

2. 新生儿脐炎的病因是什么?

答:新生儿脐炎系因断脐时或出生后处理不当,脐残端被细菌入侵、繁殖所引起的急性炎症。少数是由于脐血管留置导管或换血时无菌操作不严格被细菌污染所致。严重者可造成脐源性败血症。常见致病菌为金黄色葡萄球菌,其次为大肠埃希菌、绿脓假单胞菌、溶血性链球菌等。

3. 新生儿脐炎的临床表现有哪些?

答:轻者脐部与脐周皮肤轻度红肿,残端有浆液性或脓性分泌物。重者脐部及脐周明显红肿,脓性分泌物较多,伴有臭味。局部腹壁可见急性浸润、腹壁红肿、发亮,形成蜂窝织炎、皮下坏疽,或向邻近腹膜蔓延而导致腹膜炎;也可沿未闭合的脐动脉管腔蔓延引起败血症等。慢性炎症常形成脐肉芽肿,有浓汁溢出,可经久不愈。

4. 新生儿脐部感染后如何处理?

答:(1) 局部有脓性分泌物时,可用 3%过氧化氢清洗后用碘伏消毒。

(2) 遵医嘱用抗生素。如有脓肿形成,需切开引流。

5. 新生儿脐炎的护理问题有哪些?

答:(1) 皮肤完整性受损与脐部感染有关。

(2) 潜在并发症有蜂窝织炎、败血症、腹膜炎。

6. 试述新生儿脐炎的健康教育。

答:(1) 教会家长新生儿脐部的护理方法。

(2) 教会家长观察脐炎的表现,发现炎症及时就医。

【附:考核评分标准】

新生儿脐部护理考核评分标准

项目	评分标准	评分等级				得分
		分值	A	B	C	
目的(5)	1. 保持脐部清洁,预防脐部感染。	2	2	1	0	
	2. 促进脐部干燥。	2	2	1	0	
	3. 观察有无出血及异常情况。	1	1	0	0	
操作前(15)	1. 护士:六步洗手法洗手,衣帽整齐,戴口罩。	3	3	2	1	
	2. 患儿:告知患儿(家长)操作目的、方法及配合。	3	3	2	1	
	3. 评估:患儿的病情、生命体征;观察脐带有无脱落、渗血、糜烂,有无分泌物,脐轮有无红肿等。	5	5	4	3	
	4. 用物:治疗盘、3%过氧化氢溶液、生理盐水、0.5%碘伏、棉签、纱布、胶布、弯盘。	4	4	3	2	
操作流程(60)	1. 备齐用物至病房,核对患儿,关闭门窗,调节室温。	5	5	4	3	
	2. 暴露脐部,观察脐部有无异常情况。	10	10	7	4	
	3. 棉签蘸取3%过氧化氢溶液由脐部中央向外环形擦洗。干棉签同法擦洗。	20	20	15	10	
	4. 棉签蘸取0.5%碘伏溶液由脐部中央向外环形擦洗。	20	20	15	10	
	5. 纱布包扎脐部。	5	5	4	3	
操作后(10)	1. 安置患儿。	4	4	3	2	
	2. 终末处理。	3	3	2	1	
	3. 洗手、记录。	3	3	2	1	
总体评价(10)	1. 脐部护理方法正确,达到预期目的。	5	5	3	1	
	2. 手法轻柔,注意患儿保暖。	5	5	3	1	

九、新生儿臀部护理

【目的】

保持臀部皮肤完整,预防尿布疹发生。

【操作前准备】

1. 护士:六步洗手法洗手,衣帽整齐,戴口罩。

2. 评估:患儿的病情、生命体征、臀部皮肤状况、尿布的大小和透气性、环境温度。

3. 用物:尿布、盆(内盛温水、毛巾)、红霉素软膏、棉签、弯盘、软毛巾、尿布桶。

【操作流程及注意事项】

流　程	注意事项
1. 备齐用物至患儿床边,核对患儿,关闭门窗、调节室温。	
2. 选择大小合适的尿布,放床边备用。	• 尿布大小适中,包裹尿布松紧适宜。
3. 揭开盖被,解开患儿污湿的尿布。	
4. 一手轻提患儿双足,露出臀部,卷折污湿部分于内面。	
5. 另一手测试小毛巾温度,温水擦净臀部。干毛巾吸干臀部皮肤。	
6. 取出污湿尿布,放入尿布桶内。	
7. 轻提患儿双足,将尿布洁净端垫于臀部,放下双足。	
8. 棉签蘸取药膏在皮肤上轻轻滚动。	• 根据病情选择药物,局部用药均匀。
9. 由两腿间拉出尿布另一端覆盖于下腹部,系上尿布带。	

【操作后处置】

1. 安置患儿。

2. 终末处理。

3. 洗手、记录。

【总体评价】

1. 动作轻快,避免患儿过多暴露。

2. 正确用药,涂药均匀,操作达到预期目的。

【沟通要点】

1. 操作前:告知新生儿家长臀部护理的目的、方法及注意事项。

2. 操作中

(1) 臀部皮肤破溃或糜烂时禁用肥皂水,清洗时用手蘸水冲洗,避免用小毛巾擦洗。

(2) 涂抹油类或药膏时,应使棉签贴在皮肤上轻轻滚动,不可上下涂刷,以免加剧疼痛和导致脱皮。

3. 操作后:臀部暴露应在适宜的气温和室温下进行,注意保暖,避免受凉。

【理论知识】

1. 什么叫臀红?臀红常发生的部位?如何分度?

答:臀红是婴儿臀部皮肤长期受尿液、粪便刺激以及漂洗不净的湿尿布刺激、摩擦或局部湿热,引起皮肤潮红、溃破,甚至糜烂及表皮剥脱,故又称尿布皮炎。臀红多发生于外生殖器、会阴及臀部。临床根据皮肤受损的程度,分为轻度和重度,重度又分为三度,即重Ⅰ度(局部皮肤潮红,伴有皮疹)、重Ⅱ度(除以上表现外,并有皮肤溃破、脱皮)、重Ⅲ度(局部大片糜烂或表皮剥脱,有时可继发细菌或真菌感染)。

2. 臀红照射时,灯泡距臀部患部的距离及照射时间是多少?

答:臀红严重者可用红外灯或鹅颈灯照射臀部,灯泡 25～40 W,灯泡距臀部患部处 30～30 cm,照射 10～15 min。照射时应有护士守护患儿,避免烫伤。

3. 如何根据臀部皮肤受损程度选择用药?

答:轻度臀红,涂紫草油或鞣酸软膏;重Ⅰ、Ⅱ度臀红,涂红霉素或金霉素软膏;重Ⅲ度臀红涂红霉素或康复新溶液,每日 3～4 次。继发感染或真菌感染时,可用 0.02%高锰酸钾溶液冲洗吸干,然后涂达克宁霜,每日 2 次,用到局部感染控制。

【附:考核评分标准】

新生儿臀部护理考核评分标准

项目	评分标准	评分标准				得分
		分值	A	B	C	
目的(5)	保持臀部皮肤完整,预防尿布疹发生。	5	4	3	2	
操作前(15)	1. 护士:六步洗手法洗手,衣帽整齐,戴口罩。	5	5	4	3	
	2. 评估:患儿的病情、生命体征、臀部皮肤状况、尿布的大小和透气性、环境温度。	5	5	4	3	
	3. 用物:尿布、盆(内盛温水、毛巾)、红霉素软膏、棉签、弯盘、软毛巾、尿布桶。	5	5	4	3	
操作流程(60)	1. 备齐用物至患儿床边,核对患儿,关闭门窗,调节室温。	5	5	4	3	
	2. 选择大小合适的尿布,放床边备用。	6	6	4	2	
	3. 揭开盖被,解开患儿污湿的尿布。	6	6	4	2	
	4. 一手轻提患儿双足,露出臀部,卷折污湿部分于内面。	8	8	6	4	
	5. 另一手测试小毛巾温度,温水擦净臀部。干毛巾吸干臀部皮肤。	8	8	6	4	
	6. 取出污湿尿布,放入尿布桶内。	5	5	4	3	
	7. 轻提患儿双足,将尿布洁净端垫于臀部,放下双足。	8	8	6	4	
	8. 棉签蘸取药膏在皮肤上轻轻滚动。	6	6	4	2	
	9. 由两腿间拉出尿布另一端覆盖于下腹部,系上尿布带。	8	8	6	4	
操作后(10)	1. 安置患儿。	4	4	3	2	
	2. 终末处理。	3	3	2	1	
	3. 洗手、记录。	3	3	2	1	
总体评价(10)	1. 动作轻快,避免患儿过多暴露。	5	5	3	1	
	2. 正确用药,涂药均匀,操作达到预期目的。	5	5	3	1	

十、婴幼儿头罩吸氧

【目的】

使肺泡氧分压升高，提高氧饱和度，纠正缺氧。

【操作前准备】

1. 护士：仪表端庄，衣帽整洁，洗手、戴口罩。

2. 患儿：告知患儿（家长）操作目的、方法及配合技巧。

3. 评估：患儿的年龄、病情及治疗情况，意识状况，缺氧程度，患儿鼻腔有无分泌物，患儿的心理状况，合作程度，以及吸氧装置的完备状态。

4. 用物：治疗盘、氧气流量表、湿化瓶（内盛蒸馏水至刻度线）、小水杯、湿化管、吸氧管、棉签、弯盘、头罩、氧气记录单、笔。

【操作流程及注意事项】

流　程	注意事项
1. 备齐用物至患儿床边，核对患儿。	
2. 关闭门窗，调节室温。	
3. 协助患儿取舒适体位。	
4. 清除患儿鼻腔分泌物。	
5. 连接氧气流量表、湿化瓶、吸氧管，调节氧流量≥5 L/min。	
6. 将吸氧管与头罩连接，妥善固定。将患儿头部置于头罩内。	
7. 观察用氧疗效及患儿面色。	• 使用过程中，观察患儿缺氧改善情况，排除影响用氧效果的因素，按需调节流量。
8. 记录。	
9. 整理用物，安置患儿。	
10. 停氧	
(1) 先移去头罩，再关闭氧气。	• 使用氧气时，先调后用；停用氧气时，先拔后关。
(2) 观察面色。安置患儿。	

(3) 记录。	•头罩每日予擦拭,每天更换氧气湿化瓶和吸氧管。 •注意用氧安全,切实做好“四防”:防火、防油、防热、防震。

【操作后处置】

1. 安置患儿。

2. 终末处理。

3. 洗手、记录。

【总体评价】

1. 湿化液配置及氧流量调节符合病情需要。

2. 用氧效果好,缺氧症状改善。

【沟通要点】

1. 操作前

(1) 询问患儿姓名,了解病情,安慰鼓励患儿及家长。

(2) 告知患儿及家长吸氧的目的,操作的方法、注意事项。

(3) 告知患儿及家长配合的方法。

(4) 告知家长注意用氧安全,做好“四防”:防火、防油、防震、防热。

2. 操作中

(1) 告知家长吸氧时将有机玻璃头罩罩于患儿头部,头部前缘勿触及患儿下颌及面部,防止擦伤患儿皮肤。

(2) 避免氧气直吹患儿,不可用衣物填堵出气孔。

3. 操作后

(1) 告知患儿家长现在用氧通畅,我们已经根据患儿的年龄、病情调节好氧流量,请不要随意调节氧流量、不要触碰用氧装置。

(2) 吸氧时防止管道的扭曲、折叠和脱落。

(3) 避免氧气直吹患儿,不可用衣物填堵出气孔。

(4) 有机玻璃头罩罩于患儿头部,头部前缘勿触及患儿下颌及面部,防止擦伤患儿皮肤。

(5) 告知患儿家长注意用氧安全,做好“四防”:防火、防油、防震、防热。

(6) 告知患儿家长,如果患儿的面色、精神状态有异常,请及时按铃。此外,护士会随时、经常来看患儿,请家长放心,谢谢家长的配合。

【理论知识】

1. 头罩吸氧法的适应证是什么?

答:此法适用于新生儿、小婴儿或不合作者。

2. 头罩吸氧法的优点是什么?

答:此法安全、有效、舒适,利于观察病情,能任意调节罩内氧浓度,适应多种疾病需要,能保持适当的湿度。

【附:考核评分标准】

婴幼儿头罩吸氧考核评分标准

项目	评分标准	评分标准				得分
		分值	A	B	C	
目的(5)	使肺泡氧分压升高，提高氧饱和度，纠正缺氧。	5	5	3	1	
操作前(15)	1. 护士：仪表端庄，衣帽整洁，洗手、戴口罩。	2	2	1	0	
	2. 患儿：告知患儿(家长)操作目的、方法及配合技巧。	4	4	2	1	
	3. 评估：患儿的年龄、病情及治疗情况，意识状况，缺氧程度，患儿鼻腔有无分泌物，患儿的心理状况，合作程度，以及吸氧装置的完备状态。	6	6	4	2	
	4. 用物：治疗盘、氧气流量表、湿化瓶(内盛蒸馏水至刻度线)、小水杯、湿化管、吸氧管、棉签、弯盘、头罩、氧气记录单、笔。	3	3	1	0	
操作流程(60)	1. 备齐用物至患儿床边，核对患儿。	3	3	1	0	
	2. 关闭门窗，调节室温。	3	3	1	0	
	3. 协助患儿取舒适体位。	5	5	3	1	
	4. 清除患儿鼻腔分泌物。	5	5	3	1	
	5. 连接氧气流量表、湿化瓶、吸氧管，调节氧流量≥5 L/min。	16	16	12	8	
	6. 将吸氧管与头罩连接，妥善固定。将患儿头部置于头罩内。	5	5	3	1	
	7. 观察用氧疗效及患儿面色。	5	5	3	1	
	8. 记录。	3	3	1	0	
	9. 整理用物，安置患儿。	2	2	1	0	
	10. 停氧					
	(1) 先移去头罩，再关闭氧气。	5	5	3	1	
	(2) 观察面色。安置患儿。	5	5	3	1	
	(3) 记录。	3	3	1	0	
操作后(10)	1. 安置患儿。	4	4	2	1	
	2. 终末处理。	3	3	2	1	
	3. 洗手，记录。	3	3	2	1	
总体评价(10)	1. 湿化液配置及氧流量调节符合病情需要。	5	5	3	1	
	2. 用氧效果好，缺氧症状改善。	5	5	3	1	

十一、小儿氧气驱动雾化吸入

【目的】

利用高速氧气气流把药液吹成雾状，吸入患儿呼吸道，达到治疗目的。

【操作前准备】

1. 护士：仪表端庄，衣帽整洁，洗手、戴口罩。

2. 患儿：告知患儿操作目的、方法及配合技巧。

3. 评估：患儿的年龄、病情、意识状况、治疗情况，患儿心理状况及合作程度。

4. 用物：治疗盘、氧气流量表、湿化瓶、碘伏、棉签、药液、注射器、雾化装置一套、弯盘、治疗巾、治疗卡、笔。

【操作流程及注意事项】

流　程	注意事项
1. 核对患儿雾化治疗单。	•忌奶后雾化，避免呛咳引起窒息。
2. 核对药液，按医嘱抽吸。	
3. 检查雾化装置是否完好。	
4. 备齐用物至床边。	
5. 核对患儿。	
6. 关闭门窗，调节室温。	
7. 协助患儿取坐位。	
8. 颌下铺治疗巾。	
9. 接氧气流量表、湿化瓶。加药。	•操作中避开烟火及易燃物，注意用氧安全。
10. 连接雾化装置，流量调至6～8 L/min，雾化液喷出后用面罩罩住患儿口鼻部，将松紧带系于患儿头部，嘱患儿深吸气。	•湿化瓶内不得盛水，以免稀释药液，降低药效。
11. 雾化吸入10～15 min。注意观察患儿病情及面色。	•雾化过程中指导患儿做深呼吸，使药物充分吸入。

12. 雾化结束后，摘去面罩，关闭氧气开关，擦干患儿面部水迹。协助拍背，鼓励患儿咳嗽。	• 注意观察患儿反应。

【操作后处置】

1. 安置患儿。

2. 终末处理。

3. 洗手、记录。

【总体评价】

1. 操作熟练、流畅，患儿安全、舒适。

2. 患儿掌握吸入技术，操作达到预期目的。

【沟通要点】

1. 操作前

(1) 询问患儿姓名，了解病情，安慰鼓励患儿及家长。

(2) 告知患儿及家长雾化的目的，操作的方法、注意事项。

(3) 告知患儿及家长配合的方法，指导患儿深呼吸。

(4) 告知家长注意用氧安全，做好“四防”：防火、防油、防震、防热。

2. 操作中

(1) 告知患儿及家长，现在雾化流出通畅，我们已经根据患儿的年龄、病情调节好雾化流量，请不要随意调节雾化流量、不要触碰用氧装置。

(2) 雾化时防止管道的扭曲和折叠。

(3) 指导患儿深呼吸。

(4) 告知患儿及家长，如果患儿的面色、精神状态有异常，请及时按铃。此外，护士会随时、经常地来看患儿，请家长放心，谢谢家长配合。

3. 操作后

(1) 雾化后及时用温开水漱口。

(2) 指导家长雾化后拍背，促进痰液的排出。

(3) 谢谢家长的配合。

【理论知识】

1. 氧气驱动雾化吸入疗法的原理是什么?

答:氧气驱动雾化吸入疗法是应用高速氧气把药物变成细微的气雾,给患者吸入后,进入气管、支气管和肺泡,起到稀释痰液、利于排痰、消炎、解痉、平喘等作用。

2. 雾化吸入时最好选择采取何种体位?为什么?

答:最好取坐位,因此体位有利于吸入药液沉积到终末细支气管及肺泡。仰卧位由于潮气量减少,不利于吸入治疗。因此,在患者体力许可条件下尽量采取坐位。对意识模糊、呼吸无力者采取侧卧位,并将床头抬高 30°,使膈肌下移,胸腔扩大,增加气体交换量,提高治疗效果。

【附:考核评分标准】

小儿氧气驱动雾化吸入考核评分标准

项目	评分标准	评分标准				得分
		分值	A	B	C	
目的 (5)	利用高速氧气气流把药液吹成雾状,吸入患儿呼吸道,达到治疗目的。	5	5	3	0	
操作前 (15)	1. 护士:仪表端庄,衣帽整洁,洗手、戴口罩。 2. 患儿:告知患儿操作目的、方法及配合技巧。 3. 评估:患儿的年龄、病情、意识状况、治疗情况,患儿心理状况及合作程度。 4. 用物:治疗盘、氧气流量表、湿化瓶、碘伏、棉签、药液、注射器、雾化装置一套、弯盘、治疗巾、治疗卡、笔。	2 5 5 3	2 5 5 3	1 3 3 1	0 1 1 0	
操作流程 (60)	1. 核对患儿雾化治疗单。 2. 核对药液,按医嘱抽吸。 3. 检查雾化装置是否完好。 4. 备齐用物至床边。 5. 核对患儿。 6. 关闭门窗,调节室温。 7. 协助患儿取坐位。 8. 颌下铺治疗巾。 9. 接氧气流量表、湿化瓶。加药。 10. 连接雾化装置,流量调至6~8 L/min,雾化液喷出后用面罩罩住患儿口鼻部,将松紧带系于患儿头部,嘱患儿深吸气。 11. 雾化吸入10~15 min。注意观察患儿病情及面色。 12. 雾化结束后,摘去面罩,关闭氧气开关,擦干患儿面部水迹。协助拍背,鼓励患儿咳嗽。	2 2 3 3 4 2 2 2 10 10 10 10	2 2 3 3 4 2 2 2 10 10 10 10	1 1 2 2 2 1 1 1 5 5 5 5	0 0 0 0 0 0 0 0 0 0 0 0	
操作后 (10)	1. 安置患儿。 2. 终末处理。 3. 洗手,记录。	4 4 2	4 4 2	2 2 1	0 0 0	
总体评价 (10)	1. 操作熟练、流畅,病人安全、舒适。 2. 患儿掌握吸入技术,操作达到预期目的。	5 5	5 5	3 3	1 1	

十二、婴幼儿身长测量

【目的】

1. 测量身长,为疾病的诊断、治疗、护理提供依据。

2. 评估婴幼儿的生长发育。

【操作前准备】

1. 护士:仪表端庄,衣帽整洁,洗手。

2. 患儿:告知患儿(家长)操作目的、过程和配合方法。

3. 评估:婴幼儿的年龄、病情、意识状况;测量床是否清洁、光滑,足板移动灵活度。

4. 用物:身长测量床、记录单、笔。

【操作流程及注意事项】

流　程	注意事项
1. 备齐用物至诊疗室,核对婴幼儿。	
2. 关闭门窗,调节室温。	
3. 婴幼儿脱帽、鞋及外衣,仰卧于量板中线上。	
4. 助手将婴幼儿头扶正,使其头顶接触头板。	•测量时注意观察婴幼儿反应。
5. 测量者一手按直婴幼儿膝部,使两下肢伸直紧贴底板。	•按压膝部时,动作要轻稳。
6. 一手移动足板并与底板相互垂直。	•婴幼儿易动,推动滑板时动作应轻快,并准确读数。
7. 当量板两侧数字相等时读数。	
8. 为婴幼儿整理衣裤。	
9. 记录。	

【操作后处置】

1. 安置病人。

2. 终末处理。

3. 洗手、记录。

【总体评价】

1. 患儿家长了解测量的目的,主动配合。

2. 操作达到预期目的,患儿安全、舒适。

【沟通要点】

1. 操作前

(1) 告知家长测量身长的目的,操作的方法、注意事项。

(2) 安慰鼓励家长。

2. 操作中:告知家长配合的方法,不可强行用力按压患儿膝部。

3. 操作后

(1) 与家长沟通患儿的生活规律;

(2) 指导家长帮助患儿建立良好的生活习惯。

【理论知识】

1. 什么是身长?

答:指头顶到足底的全身长度,3 岁以下小儿以仰卧位测量,称身长。

2. 试述身长估计方法。

答:正常新生儿出生时平均身长为 50 cm,1 周岁时约 75 cm,2 岁时身长约 85 cm。2～12 岁身长(高)的估算公式为:身高(cm)＝年龄(岁)×7＋70(cm)

3. 影响身长的因素有哪些?

答:身长的增长与遗传、种族、内分泌、营养、运动和疾病等因素有关。

【附:考核评分标准】

婴幼儿身长测量考核评分标准

项目	评分标准	评分标准				得分
		分值	A	B	C	
目的(5)	1. 测量身长,为疾病的诊断、治疗、护理提供依据。	3	3	1	0	
	2. 评估婴幼儿的生长发育。	2	2	1	0	
操作前(15)	1. 护士:仪表端庄,衣帽整洁,洗手。	2	2	1	0	
	2. 患儿:告知患儿(家长)操作目的、过程和配合方法。	5	5	3	1	
	3. 评估:婴幼儿的年龄、病情、意识状况;测量床是否清洁、光滑,足板移动灵活度。	5	5	3	1	
	4. 用物:身长测量床、记录单、笔。	3	3	1	0	
操作流程(60)	1. 备齐用物至诊疗室,核对婴幼儿。	5	5	3	1	
	2. 关闭门窗,调节室温。	5	5	3	1	
	3. 婴幼儿脱帽、鞋及外衣,仰卧于量板中线上。	10	10	7	4	
	4. 助手将婴幼儿头扶正,使其头顶接触头板。	10	10	7	4	
	5. 测量者一手按直婴幼儿膝部,使两下肢伸直紧贴底板。	10	10	7	4	
	6. 一手移动足板并与底板相互垂直。	10	10	7	4	
	7. 当量板两侧数字相等时读数。	5	5	3	1	
	8. 为婴幼儿整理衣裤。	3	3	1	0	
	9. 记录。	2	2	1	0	
操作后(10)	1. 安置病人。	4	4	3	1	
	2. 终末处理。	3	3	2	1	
	3. 洗手,记录。	3	3	2	1	
总体评价(10)	1. 患儿家长了解测量的目的,主动配合。	5	5	3	1	
	2. 操作达到预期目的,患儿安全、舒适。	5	5	3	1	

十三、婴幼儿体重测量

【目的】

1. 测量体重,为疾病的诊断、治疗、护理提供依据。

2. 评估婴幼儿的生长发育。

【操作前准备】

1. 护士:仪表端庄,衣帽整洁,洗手。

2. 患儿:告知患儿(家长)操作目的、配合方法。

3. 评估:婴幼儿的年龄、病情、意识状况、合作程度;检查台秤的性能、校零。

4. 用物:婴幼儿台秤、治疗盘、一次性治疗巾、单衣、记录单、笔。

【操作流程及注意事项】

流　程	注意事项
1. 备齐用物至诊疗室,核对婴幼儿。	
2. 关闭门窗,调节室温。	
3. 台秤放置平稳,垫一次性治疗巾,再校零。	•称前须校零,称时患儿不可接触或摇动其他物体。
4. 除去婴幼儿的外衣及尿布。	•测量宜在晨起空腹排尿后或进食后2 h为佳,称时应脱鞋,只穿内衣裤,衣服不能脱去时应除去衣服重量,以求准确测量值。每次测量应在同一台秤,相同时间进行。
5. 将婴幼儿卧于台秤中央,准确读数至10 g。	
6. 测量单衣的重量。	•测量时注意观察患儿反应。
7. 整理婴幼儿衣裤。	•所测数值与前次差异较大时,应重新测量核对,婴儿体重降低较多应报告医生。
8. 计算婴幼儿体重,记录。	

【操作后处置】

1. 安置病人。

2. 终末处理。

3. 洗手、记录。

【总体评价】

1. 患儿安全、舒适。

2. 操作达到预期目的。

【沟通要点】

1. 操作前

(1) 告知家长测量体重的目的,操作的方法、注意事项。

(2) 安慰鼓励家长。

(3) 告知家长配合的方法。

(4) 测量宜在晨起空腹排尿后或进食后 2 h。

2. 操作中:测量时患儿不可接触或摇动其他物体。

3. 操作后

(1) 与家长沟通患儿的饮食习惯,生活规律。

(2) 健康指导家长添加辅食的方法、原则。

【理论知识】

1. 什么叫体重?

答:各器官、组织及体液的总重量。

2. 小儿体重估计方法?

答:1~6 个月:体重(kg)=出生时体重(kg)+月龄×0.7(kg)

7~12 个月:体重(kg)=6+月龄×0.25(kg)

2 岁至青春期前:体重(kg)=年龄×2+7(或 8)(kg)

3. 什么是营养不良?

答:营养不良是指因缺乏能量和(或)蛋白质引起的一种营养缺乏症,多见于 3 岁以下婴幼儿。

4. 什么是肥胖症?

答:肥胖症是指由于长期能量摄入超过消耗,导致体内脂肪聚集过多而造成的疾病。

【附:考核评分标准】

婴幼儿体重测量考核评分标准

项目	评分标准	评分标准				得分
		分值	A	B	C	
目的(5)	1. 测量体重,为疾病的诊断、治疗、护理提供依据。	3	3	1	0	
	2. 评估婴幼儿的生长发育。	2	2	1	0	
操作前(15)	1. 护士:仪表端庄,衣帽整洁,洗手。	2	2	1	0	
	2. 患儿:告知患儿(家长)操作目的、配合方法。	5	5	3	1	
	3. 评估:婴幼儿的年龄、病情、意识状况、心理状况,合作程度;检查台秤的性能、校零。	5	5	3	1	
	4. 用物:婴幼儿台秤、治疗盘、一次性治疗巾、单衣、记录单、笔。	3	3	1	0	
操作流程(60)	1. 备齐用物至诊疗室,核对婴幼儿。	5	5	3	1	
	2. 关闭门窗,调节室温。	5	5	3	1	
	3. 台秤放置平稳,垫一次性治疗巾,再校零。	15	15	10	7	
	4. 除去婴幼儿的外衣及尿布。	5	5	3	1	
	5. 将婴幼儿卧于台秤中央,准确读数至 10 g。	15	15	10	7	
	6. 测量单衣的重量。	5	5	3	1	
	7. 整理婴幼儿衣裤。	5	5	3	1	
	8. 计算婴幼儿体重,记录。	5	5	3	1	
操作后(10)	1. 安置病人。	4	4	3	1	
	2. 终末处理。	3	3	2	1	
	3. 洗手,记录。	3	3	2	1	
总体评价(10)	1. 婴幼儿安全、舒适。	5	5	3	1	
	2. 操作达到预期目的。	5	5	3	1	

十四、婴幼儿口服给药

【目的】

协助患儿安全正确地服下药物，以达到用药效果。

【操作前准备】

1. 护士：仪表端庄，衣帽整洁，洗手、戴口罩。

2. 患儿：告知患儿及家长药物名称，药理作用及注意事项。

3. 评估：患儿的年龄、病情及治疗情况，是否适合口服给药，患儿心理状况及合作程度。

4. 用物：治疗盘、药品、量杯、滴管、药匙、弯盘、巾单、水壶、服药单。

【操作流程及注意事项】

流　程	注意事项
1. 备药：根据药物剂型不同采取不同的取药方法。	
(1) 固体药：一手取药瓶，瓶签朝向自己，另一手用药匙取出所需药量，放入药杯。	·固体药物研磨后放入药杯。
(2) 液体药：摇匀药液，一手持量杯，拇指置于所需刻度，使其刻度与视线平齐，另一手将瓶签朝上，倒药液至所需刻度，将药液倒入药杯，用纱布擦净瓶口，放药瓶回原处。	
(3) 油剂、按滴计算的药液或药量不足 1 ml 时，于药杯内倒入少许温开水，用滴管吸取药液。	
2. 备齐用物至床边，核对患儿。	
3. 关闭门窗，调节室温。	
4. 核对服药单，倒温开水于患儿水	

杯中。

5. 围巾单于患儿颈部，头部抬高，取头侧位。

• 为患儿喂药时，应将患儿抱起，用小药匙喂药，从嘴角徐徐喂入。

6. 助手固定患儿前额并轻捏其双颊，操作者拿药杯从患儿口角倒入口内，停留片刻，直至咽下药物。

7. 顺利服药后喂服少许温开水或糖水。

8. 喂药完毕，巾单擦净口唇，使患儿保持头侧位。

• 患儿因故不能及时服药时，做好交接班。

【操作后处置】

1. 安置病人：帮助患儿取舒适卧位，整理床单元。

2. 终末处理。

3. 洗手、记录。

【总体评价】

1. 取药方法正确，剂量准确。

2. 严格执行查对制度。

3. 能按时按量正确服药。

【沟通要点】

1. 操作前

(1) 询问患儿姓名，了解病情，安慰鼓励患儿及家长。

(2) 告知家长服药的目的，操作的方法、注意事项。

2. 操作中

(1) 与患儿家长沟通，为患儿喂药时，应将患儿抱起，用小药匙喂药，从嘴角徐徐喂入。若病儿不肯咽下时，可用拇食指轻轻捏其双颊，使之吞咽。

(2) 婴儿喂药应在喂奶前或两次喂奶间进行，以免因服药时呕吐而将奶吐出。

(3) 中药喂药与西药方法相同，可少量多次喂食。任何药都不应混于奶中哺喂。

(4) 给油类药物(如鱼肝油)时,可滴在小勺药面上同服,或用塑料滴管给服;吞咽障碍者或新生儿应注意避免强喂油剂,以免发生吸入性肺炎。

3. 操作后

(1) 训练和鼓励幼儿及学龄儿童自愿服药。

(2) 告知患儿或家长,如果患儿的面色、精神状态有异常,请及时按铃。此外,护士会随时、经常地来看患儿,请家长放心,谢谢家长配合。

【理论知识】

1. 小儿药物剂量计算方法有哪些?

答:按体重计算;按体表面积计算;按年龄计算;从成人剂量折算。

2. 镇静药的应用与护理有哪些?

答:小儿有高热、过度兴奋、烦躁不安、频繁呕吐等情况,使用药可以使患儿得到休息,以利病情恢复。常用药物有苯巴比妥、地西泮、水合氯醛等,使用中特别应注意观察呼吸情况,以免患儿发生呼吸抑制。

3. 镇咳、化痰、平喘药的应用及护理有哪些?

答:小儿呼吸道较窄,发生炎症时黏膜肿胀,分泌物较多,咳嗽反射较弱,容易出现呼吸困难。因此,在呼吸道感染时一般不用镇咳药,而应用祛痰药或雾化吸入法稀释分泌物,配合体位引流排痰,使之易于咳出。哮喘患儿应用平喘药时应注意观察有无精神兴奋、惊厥等。

4. 退热药的应用和护理有哪些?

答:小儿疾病中,多有发热表现,通常使用对乙酰氨基酚退热,但剂量不可过大,用药时间不可过长。用药后注意观察患儿体温和出汗情况,及时补充液体。

【附:考核评分标准】

婴幼儿口服给药考核评分标准

项目	评分标准	评分标准				得分
		分值	A	B	C	
目的(5)	协助患儿安全正确地服下药物,以达到用药效果。	5	5	3	1	
操作前(15)	1. 护士:仪表端庄,衣帽整洁,洗手、戴口罩。	2	2	1	0	
	2. 患儿:告知患儿及家长药物名称,药理作用及注意事项。	5	5	3	1	
	3. 评估:患儿的年龄、病情及治疗情况,是否适合口服给药,患儿心理状况及合作程度。	5	5	3	1	
	4. 用物:治疗盘、药品、量杯、滴管、药匙、弯盘、巾单、水壶、服药单。	3	2	1	0	
操作流程(60)	1. 备药:根据药物剂型不同采取不同的取药方法。					
	(1) 固体药:一手取药瓶,瓶签朝向自己,另一手用药匙取出所需药量,放入药杯。	5	5	3	1	
	(2) 液体药:摇匀药液,一手持量杯,拇指置于所需刻度,使其刻度与视线平齐,另一手将瓶签朝上,倒药液至所需刻度,将药液倒入药杯,用纱布擦净瓶口,放药瓶回原处。	5	5	3	1	
	(3) 油剂、按滴计算的药液或药量不足1ml时,于药杯内倒入少许温开水,用滴管吸取药液。	5	5	3	1	
	2. 备齐用物至床边,核对患儿。	5	5	3	1	
	3. 关闭门窗,调节室温。	5	5	3	1	
	4. 核对服药单,倒温开水于患儿水杯中。	5	5	3	1	
	5. 围巾单于患儿颈部,头部抬高,取头侧位。	5	5	3	1	
	6. 助手固定患儿前额并轻捏其双颊,操作者拿药杯从患儿口角倒入口内,停留片刻,直至咽下药物。	10	10	5	2	
	7. 顺利服药后喂服少许温开水或糖水。	10	10	3	1	
	8. 喂药完毕,巾单擦净口唇,使患儿保持头侧位。	5	5	3	1	
操作后(10)	1. 安置病人:帮助患儿取舒适卧位,整理床单元。	5	5	3	1	
	2. 终末处理。	2	2	1	0	
	3. 洗手,记录。	3	3	1	0	
总体评价(10)	1. 取药方法正确,剂量准确。	3	3	1	0	
	2. 严格执行查对制度。	4	4	2	0	
	3. 能按时、按量正确服药。	3	3	1	0	

十五、婴幼儿头皮静脉输液

【目的】

1. 补充液体、营养,排出毒素,维持体内电解质平衡。

2. 使药液快速进入体内,达到治疗目的。

【操作前准备】

1. 护士:六步洗手法洗手、衣帽整齐、戴口罩。

2. 评估:患儿的年龄、营养状况、穿刺部位的毛发、皮肤、血管状况。

3. 用物:治疗盘、配置好的药液、75%乙醇、棉签、头皮针、胶布、纱布内放已抽吸 5 ml 生理盐水的注射器、剃刀、弯盘、巡视卡。

【操作流程及注意事项】

流　程	注意事项
1. 备齐用物至穿刺室,核对患儿。	•严格无菌技术操作及查对制度。
2. 配置好的药液挂于输液架上,排气,再次检查有无气泡。	
3. 准备胶布。	
4. 操作者立于患儿头侧,助手固定患儿肢体及头部。	
5. 剃去患儿局部头发,选择合适的头皮静脉,消毒局部皮肤。	•备皮应清洁无损伤。
6. 盛有生理盐水的注射器接上头皮针,排尽头皮针内空气。	
7. 固定穿刺静脉两端。	
8. 持针穿刺,针尖斜面向上平行进入。	
9. 见回血推入生理盐水少许,确认针在血管内。	
10. 胶布固定针头。	
11. 再次核对药液,分离注射器,接	

操作步骤	要点说明
上输液器。	
12. 观察输液是否通畅，根据患儿年龄及病情要求调节滴速。	• 观察滴速。 • 输液中加强巡视，观察患儿全身反应，若有面色灰白、发冷、寒战、皮肤出现花纹等症状，立即处理。

【操作后处置】

1. 记录输液巡视卡。

2. 安置患儿。

3. 终末处理。

4. 洗手、记录。

【总体评价】

1. 备皮部位清洁无损伤。

2. 体现以患儿为中心，注意保暖。

3. 正确掌握输液速度。

【沟通要点】

1. 操作前

(1) 告知患儿家长头皮静脉输液的目的、方法及注意事项。

(2) 婴幼儿静脉输液多采用头皮静脉，常选用额上静脉、颞浅静脉及耳后静脉。

2. 操作中

(1) 根据患儿病情、年龄、药物性质等调节输液速度。

(2) 患儿输液管可固定在耳廓边缘，因为此部位无汗液分泌，胶布固定牢固。

3. 操作后

(1) 穿刺部位避免过多活动，必要时约束患儿头部及双上肢。

(2) 协助观察输液局部有无外渗、皮肤颜色的变化。

【理论知识】

1. 如何区别婴幼儿的动静脉？

答：正常情况下，小儿头皮静脉外观呈蓝色，血液为向心流动无搏动，回血为暗红色，推注液体时压力较小，小儿安静无哭闹；小儿头皮动脉外观呈淡红色或正常皮肤色，血液为离心流动，有搏动，如穿刺时误入动脉，回血为鲜红色呈冲击状，推注液体时压力较大，局部呈苍白树枝样分布，小儿有哭闹、尖叫现象。

2. 静脉注射法较常出现的并发症有哪些？

答：静脉注射法较常出现的并发症有药液外渗性损伤、血肿、静脉炎等。

3. 静脉穿刺失败的常见原因有哪些？

答：(1) 静脉穿刺操作技术不熟练：主要表现为一些初到临床工作的护理人员，业务技术素质不高，对静脉穿刺的技术操作方法、要领掌握不熟练，缺乏临床实践经验，而致穿刺失败。

(2) 进针角度不当。

(3) 针头刺入的深度不合适：针头斜面一半在血管内，一半在血管外，回血断断续续，注药时溢出至皮下，皮肤隆起，患儿局部疼痛；针头刺入太深，斜面一半穿破对侧血管壁，见有回血，但推药不畅，部分药液溢出至深层组织；针头刺入过深，穿透对侧血管壁，药物注入深部组织，有痛感，没有回血，如只推注少量药液，局部不一定隆起。

(4) 进针时用力速度不当：在穿刺的整个过程中，用力速度大小不同，各个组织的进针力量和进针速度掌握不当，直接影响穿刺的成败。

(5) 固定不当，针头向两侧摆动。

(6) 患儿不合作致针头脱出而失败。

(7) 天气寒冷或发热寒战期的患儿，末梢血管收缩致血管“难找”。多见于春末秋初，室内无暖气时。

(8) 拔针后护理不当，针眼局部按压方法欠正确或力度不当造成皮下出血、淤血致皮肤青紫，增加再次穿刺的难度。

【附：考核评分标准】

婴幼儿头皮静脉输液考核评分标准

项目	评分标准	评分标准				得分
		分值	A	B	C	
目的(5)	1. 补充液体、营养,排出毒素,维持体内电解质平衡。	3	3	2	1	
	2. 使药液快速进入体内,达到治疗目的。	2	2	1	0	
操作前(15)	1. 护士:六步洗手法洗手、衣帽整齐、戴口罩。	5	5	4	3	
	2. 评估:患儿的年龄、营养状况、穿刺部位的毛发、皮肤、血管状况。	5	5	4	3	
	3. 用物:治疗盘、配置好的药液、75%乙醇、棉签、头皮针、胶布、纱布内放已抽吸 5 ml 生理盐水的注射器、剃刀、弯盘、巡视卡。	5	5	4	3	
操作流程(60)	1. 备齐用物至穿刺室,核对患儿。	3	3	2	1	
	2. 配置好的药液挂于输液架上,排气,再次检查有无气泡。	5	5	4	3	
	3. 准备胶布。	2	2	1	0	
	4. 操作者立于患儿头侧,助手固定患儿肢体及头部。	5	5	4	3	
	5. 剃去患儿局部头发,选择合适的头皮静脉,消毒局部皮肤。	7	7	5	3	
	6. 盛有生理盐水的注射器接上头皮针,排尽头皮针内空气。	5	5	4	3	
	7. 固定穿刺静脉两端。	2	2	1	0	
	8. 持针穿刺,针尖斜面向上平行进入。	8	8	6	4	
	9. 见回血推入生理盐水少许,确认针在血管内。	8	8	6	4	
	10. 胶布固定针头。	5	5	4	3	
	11. 再次核对药液,分离注射器,接上输液器。	5	5	4	3	
	12. 观察输液是否通畅,根据患儿年龄及病情要求调节滴速。	5	5	4	3	
操作后(10)	1. 记录输液巡视卡。	3	3	2	1	
	2. 安置患儿。	2	2	1	0	
	3. 终末处理。	3	3	2	1	
	4. 洗手、记录。	2	2	1	0	
总体评价(10)	1. 备皮部位清洁无损伤。	3	3	2	1	
	2. 体现以患儿为中心,注意保暖。	4	4	2	1	
	3. 正确掌握输液速度。	3	3	2	1	

十六、婴幼儿头皮静脉留置针输液

【目的】

1. 补充液体、营养,维持体内电解质平衡。

2. 使药液快速进入体内,达到治疗目的。

【操作前准备】

1. 护士:六步洗手法洗手,衣帽整齐,戴口罩。

2. 评估:患儿的年龄、营养状况、穿刺部位的毛发、皮肤、血管状况。

3. 用物:治疗盘、配置好的药液、75%乙醇、棉签、头皮针、输液贴、留置针、标识、纱布内放入已抽吸 5 ml 生理盐水的注射器、剃刀、透明贴膜、胶布、弯盘、巡视卡。

【操作流程及注意事项】

流　程	注意事项
1. 备齐用物至穿刺室,核对患儿。	• 严格无菌技术操作及查对制度。
2. 配置好的药液挂于输液架上,排气,再次检查有无气泡。	
3. 抱患儿于穿刺台上。	
4. 准备胶布、透明贴膜。	
5. 操作者立于患儿头侧。	
6. 助手固定患儿肢体及头部。	
7. 剃去患儿局部头发,选择合适的头皮静脉,消毒局部皮肤。	
8. 盛有生理盐水的注射器接上留置针,排尽留置针内空气,留置针去针套,旋转松动。	
9. 左手拇指、食指固定穿刺静脉两端。	
10. 右手持针穿刺,针尖斜面向上平行进入。	
11. 见回血将针心退出少许,将外套管送	

入静脉内,抽出针心。 12. 透明膜覆盖针眼固定留置针。 13. 推入生理盐水少许,注明留置时间,粘贴标识。 14. 再次核对,分离注射器,接上输液器。	
15. 观察输液是否通畅,根据患儿年龄调节滴速,观察输液中全身反应。	• 观察滴速,按医嘱及病情要求调节速度。 • 观察输液中患儿全身反应,若有面灰、苍白、发冷、寒战、皮肤出现花纹等症状,立即处理。 • 输液完毕正确封管。 • 留置针保留时间为 3 天。

【操作后处置】

1. 记录输液巡视卡。
2. 安置患儿舒适体位。
3. 终末处理。
4. 洗手、记录。

【总体评价】

1. 患儿安全,无并发症。
2. 正确掌握输液速度。

【沟通要点】

1. 操作前:告知患儿家长头皮静脉留置针输液的目的、方法及注意事项。

2. 操作中:穿刺部位不可剧烈活动。随时保持穿刺部位清洁、干燥。

3. 操作后

(1) 每日输液前后均需要行动静脉置管护理。输液结束后,穿刺部位如患儿用力猛,留置针内可见少量出血。

(2) 正常情况下留置针可保留 3 天。拔针时延长压迫时间到不出血为止,并注意针眼部位的消毒处理。

【理论知识】

1. 试述正确粘贴敷料的方法。

答:将敷料自然下垂,穿刺点置于敷料中央,从穿刺点向四周轻压透明敷贴,从框架结构预切口处揭除边框,边揭边轻压此处的敷贴,使之更服贴地固定留置针,视敷贴污染情况随时。

2. 静脉输液渗漏的常见原因有哪些?

答:静脉输液渗漏的常见原因有:

(1) 药物因素:主要与药物酸碱度、渗透压、药物浓度、药物本身的毒性作用及Ⅰ型变态反应有关。

(2) 物理因素:包括环境温度,溶液中不溶性微粒的危害,液体输液量、温度、速度、时间、压力与静脉管径及舒缩状态是否相符,针头对血管的刺激,旧法拔针对血管壁的损害。

(3) 血管因素:主要指输液局部血管的舒缩状态、营养状态。

(4) 感染因素和静脉炎:微生物侵袭引起的静脉炎以及物理、化学因素引起的静脉炎都可使血管通透性增高。

3. 静脉输液渗漏的临床表现及处理方法?

答:静脉输液渗漏的临床表现为注射部位出现局部肿胀疼痛,皮肤温度低,甚至局部组织坏死。

根据渗出药液的性质,分别进行处理:

(1) 对局部有刺激的药物:宜进行局部封闭治疗,加强热敷、理疗,防止皮下组织坏死及静脉炎发生。

(2) 血管收缩药外渗:可采用肾上腺素能拮抗剂酚妥拉明 5～10 mg 溶于 20 ml 生理盐水中作局部浸润,以扩张血管;更换输液部位,同时给 3%醋酸铅局部湿热敷。因醋酸铅系金属性收敛药,低浓度时能使上皮细胞吸收水分,皮下组织致密,毛细血管和小血管的通透性减弱,从而减少渗出;并改善局部血液循环,减轻局部缺氧,增加组织营养,而促进其恢复。

(3) 高渗药液外渗:应立即停止该补液输液,并用 0.25%普鲁卡因 5～20 ml 溶解透明质酸酶 50～250 U,注射于渗液局部组织,因透明质酸有促进药物扩散,稀释和吸收作用。药物外渗超过24 h 多不能恢复,局部皮肤由苍白转为暗红,对已产生的局部缺血,不能使用热敷,因局部热敷温度增高,代谢加速,耗氧增加,加速坏死。如上述处理无效，组织已发生坏死，则应对坏死组织清创，以免增加感染机会。

【附：考核评分标准】

婴幼儿头皮静脉留置针输液考核评分标准

项目	评分标准	评分标准				得分
		分值	A	B	C	
目的(5)	1. 补充液体、营养,维持体内电解质平衡。	3	3	2	1	
	2. 使药液快速进入体内,达到治疗目的。	2	2	1	0	
准备(15)	1. 护士:六步洗手法洗手,衣帽整齐,戴口罩。	5	5	4	3	
	2. 评估:患儿的年龄、营养状况、穿刺部位的毛发、皮肤、血管状况。	5	5	4	3	
	3. 用物:治疗盘、配置好的药液、75%乙醇、棉签、头皮针、输液贴、留置针、标识、纱布内放入已抽吸 5 ml 生理盐水的注射器、剃刀、透明贴膜、胶布、弯盘、巡视卡。	5	5	4	3	
流程(60)	1. 备齐用物至穿刺室,核对患儿。	3	3	2	1	
	2. 配置好的药液挂于输液架上,排气,再次检查有无气泡。	5	5	4	3	
	3. 抱患儿于穿刺台上。	2	2	1	0	
	4. 准备胶布、透明贴膜。	3	3	2	1	
	5. 操作者立于患儿头侧。	3	3	2	1	
	6. 助手固定患儿肢体及头部。	3	3	2	1	
	7. 剃去患儿局部头发,选择合适的头皮静脉,消毒局部皮肤。	5	5	4	3	
	8. 排尽留置针内空气,留置针去针套,旋转松动。	5	5	4	3	
	9. 左手拇指、食指固定穿刺静脉两端。	5	5	4	3	
	10. 右手持针穿刺,针尖斜面向上平行进入。	5	5	4	3	
	11. 见回血将针心退出少许,将外套管送入静脉内,抽出针心。	5	5	4	3	
	12. 透明膜覆盖针眼固定留置针。	5	5	4	3	
	13. 推入生理盐水少许,注明留置时间,粘贴标识。	3	3	2	1	
	14. 再次核对,分离注射器,接上输液器。	3	3	2	1	
	15. 观察输液是否通畅,根据患儿年龄调节滴速,观察输液中全身反应。	5	5	4	3	
操作后(10)	1. 记录输液巡视卡。	3	3	2	1	
	2. 安置患儿舒适体位。	3	3	2	1	
	3. 终末处理。	2	2	1	0	
	4. 洗手、记录。	2	2	1	0	
总体评价(10)	1. 患儿安全,无并发症。	5	5	3	1	
	2. 正确掌握输液速度。	5	5	3	1	

十七、婴幼儿外周插入中心静脉导管(PICC)

【目的】

1. 可以长时间(数周或数月)放置在体内,提供及时静脉给药的管道。

2. 避免重复穿刺静脉。

3. 减少药物对外周静脉的刺激。

【操作前准备】

1. 护士:六步洗手法洗手,衣帽整齐,戴口罩。

2. 患儿:向患儿家长解释外周插入中心导管的目的、注意事项、所用药物,并和家长签署知情同意书,简单介绍操作过程。

3. 评估:患儿的病情、生命体征、意识状况、心理状态、局部皮肤、血管情况及患儿家长对外周插入中心导管(PICC)认识程度。

4. 环境:环境清洁、明亮,紫外线消毒 30 min。

5. 用物:75%乙醇、0.5%碘伏、棉签、输液贴、肝素帽、标识、明胶海绵、透明敷贴、卷尺、止血带、500 ml 生理盐水、10 ml 注射器 2 副、一次性小单、PICC 穿刺包、手套 2 副、无菌衣、弯盘、PICC 穿刺套件、置管记录单、记号笔。PICC 穿刺包内有:治疗巾、孔巾、换药碗、纱布、弯盘、剪刀、血管钳、止血带、小药杯、棉球。

【操作流程及注意事项】

流　程	注意事项
1. 备齐用物至患儿床旁,核对患儿。	
2. 保持患儿呼吸道通畅,遵医嘱给予镇静。	
3. 患儿置诊疗床上,协助患儿取平卧位。	
4. 选择穿刺部位:首选贵要静脉,次选肘正中静脉,最后选择头静脉。用记号笔标注。	

5. 手臂外展呈 90°。
6. 在患儿肘横纹上方 3 cm 测量患儿双侧臂围以备参考。
7. 测量导管置入长度，从预穿刺点沿静脉走向至右胸锁关节，记录测量数据。

• 注意：体外测量的长度不可能与体内静脉解剖完全一致！

8. 免洗消毒液洗手，一次性小单置于患儿臂下。
9. 检查穿刺包和无菌物品的有效期，有无潮湿、破损和漏气。
10. 打开 PICC 穿刺包，穿无菌手术衣，戴无菌手套。按顺序摆放物品。
11. 以穿刺点为中心分别用酒精、碘伏棉球以顺时针、逆时针、顺时针方向螺旋状消毒，范围为腋部至手指末梢。
12. 在患儿臂下铺无菌治疗巾，摆放无菌止血带，铺无菌治疗巾。
13. 更换无菌手套。助手以无菌原则投递无菌物品，打开生理盐水，倒于无菌治疗碗中，余下协助穿刺者冲洗手套，用无菌纱布擦干。
14. 打开 PICC 穿刺套件，按序摆放好用物，按预计导管长度，用无菌剪刀垂直剪断导管，并检查导管断端是否平整，勿剪出毛茬。
15. 抽吸生理盐水预冲导管内部，注意观察导管的完整性，使浸润导管外部浸泡于生理盐水中，预冲肝素帽、穿刺针备用。
16. 扎止血带，协助患儿头偏向一侧，铺孔巾暴露穿刺部位，使患儿手臂完全置于无菌治疗巾下。

17. 取纱布放于穿刺部位，穿刺针从预定穿刺点穿刺，进针角度为15°～20°，见回血，减少进针角度后推进1～2 mm，固定针芯，推进外插管鞘少许，松开止血带，左手按压远端血管，右手撤出针芯。
18. 以左手固定插管鞘，无菌纱布移至插管鞘下，右手将导管沿插管鞘匀速、缓慢的置入，当导管到达肩部时，协助患儿头转向穿刺侧，下颌靠近胸部，完全将导管置入到预计长度。

• 当导管在推进过程中遇有阻力时，可冲生理盐水，使导管末端漂浮起来，易于推进，禁止用暴力。

19. 插管至预定长度后，用纱布按压插管鞘并退出，撕开插管鞘，移去可撕裂套管时注意保持导管的位置，一手固定导管，一手移去导丝；移去导丝时，要轻柔，缓慢。
20. 用10 ml生理盐水注射器抽回血，在透明延长管处看到回血即可，用无菌生理盐水脉冲式冲管，连接肝素帽。
21. 撤孔巾。
22. 用生理盐水纱布擦拭穿刺点及周围皮肤血迹。
23. 明胶海绵放置在穿刺点上。将体外导管放置呈弧形弯曲。

• 固定导管时，应将体外导管弧形摆放，避免在肘关节活动时体外导管反复打折引起磨损。

24. 透明敷贴完全覆盖延长管无张力粘贴。
25. 脱手套，胶布以横向、交叉、横向固定延长管。粘贴标识。无菌小纱布覆盖肝素帽。

26. 整理用物，协助患儿活动手臂以适应导管的存在，整理床单元。
27. 填写 PICC 置管记录。
28. 患儿拍 X 线片确认导管位置。

- 定期检查导管位置、导管头部定位、流通性能及固定情况。
- 禁止用高压注射泵经 PICC 推注造影剂(耐高压导管除外)。
- 每周用生理盐水 10 ml 以脉冲式方式冲管，在注射最后 0.5 ml 时，边推活塞边撤注射器，以达正压封管。使用和维护导管的过程中，勿使用小于 10 ml 的注射器。
- 术后 24 h 内更换贴膜，并观察局部出血情况。
- 治疗间歇期每周对 PICC 导管进行冲洗，更换贴膜、肝素帽等。
- 患儿置入 PICC 导管侧手臂避免游泳等浸泡到置管区的活动。
- 注意患儿穿刺点周围有无红、肿、痛、渗出。如有异常应及时联系护士。

【操作后处置】

1. 安置病人。
2. 终末处理。
3. 洗手、记录。

【总体评价】

1. 操作中以患儿为中心，注意保暖和患儿交流，以减少疼痛，观察患儿情况。
2. 操作符合无菌技术操作规范。
3. 选择合适的穿刺部位、血管，做到一次穿刺成功。
4. 导管固定牢固，不易脱落。

【沟通要点】

1. 操作前:告知患儿家属操作目的、方法及注意事项。

2. 操作后

(1) 注意观察穿刺肢体有无红肿热痛等异常表现,注意测量穿刺肢体臂围。

(2) 置管期间按要求进行 PICC 置管的维护。

(3) 禁止用高压注射泵经 PICC 推注造影剂(耐高压管除外)。

【理论知识】

1. 何谓 PICC?

答:PICC 是指经外周静脉插入的中心静脉导管,通常由肘前臂的大静脉置入,导管的尖端到达上腔静脉的中下 1/3 处。

2. PICC 的适应证有哪些?

答:(1) 需长期输液或外周静脉条件差的患儿。

(2) 早产儿(23~30 周)。

(3) 使用对静脉刺激性较大的静脉药物治疗;如肿瘤化疗、胃肠外营养、pH<5 或>9 以及渗透压>600 mmol/L(mOsm/L)的静脉药物治疗。

(4) 家庭病床的患儿。

3. PICC 的禁忌证有哪些?

答:(1) 病人肘部缺乏可穿刺的外周静脉。

(2) 穿刺部位有感染或损伤。

(3) 有严重的出血性疾病、严重凝血障碍者(血小板$<2\times10^9/L$,白细胞$<1.5\times10^9/L$)。

【附:考核评分标准】

婴幼儿外周插入中心静脉导管(PICC)考核评分标准

项目	评 分 标 准	评分等级				得分
		分值	A	B	C	
目的(5)	1. 可以长时间(大约数周或数月)放置在体内,提供及时静脉给药的管道。	2	2	1	0	
	2. 避免重复穿刺静脉。	2	2	1	0	
	3. 减少药物对外周静脉的刺激。	1	1	0	0	
操作前(15)	1. 护士:六步洗手法洗手,衣帽整齐,戴口罩。	3	3	2	1	
	2. 患儿:向患儿家长解释外周插入中心导管的目的、注意事项、所用药物,并和家长签署知情同意书。简单介绍操作过程。	3	3	2	1	
	3. 评估:患儿的病情、生命体征、意识状况、心理状态、局部皮肤、血管情况及患儿家长对外周插入中心导管(PICC)认识程度。	3	3	2	1	
	4. 环境:环境清洁、明亮,紫外线消毒 30 min。	3	3	2	1	
	5. 用物:75%乙醇、0.5%碘伏、棉签、输液贴、肝素帽、标识、明胶海绵、透明敷贴、卷尺、止血带、500 ml 生理盐水、10 ml 注射器 2 副、一次性小单、PICC 穿刺包、手套 2 副、无菌衣、弯盘、PICC 穿刺套件、置管记录单、记号笔。PICC 穿刺包内有:治疗巾、孔巾、换药碗、纱布、弯盘、剪刀、血管钳、止血带、小药杯、棉球。	3	3	2	1	
操作流程(60)	1. 备齐用物至病人床旁,核对病人。	2	2	1	0	
	2. 保持患儿呼吸道通畅,遵医嘱给予镇静,协助患儿取平卧位。					
	3. 选择穿刺部位:首选贵要静脉,次选肘正中静脉,最后选择头静脉。用记号笔标注。	2	2	1	0	
	4. 手臂外展呈 90°,在患儿肘横纹上方 3 cm 测量患儿双侧臂围。	2	2	1	0	
	5. 测量导管置入长度。	2	2	1	0	
	6. 免洗消毒液洗手,一次性小单垫于患儿臂下。	2	2	1	0	
	7. 检查穿刺包和无菌物品。	2	2	1	0	
	8. 打开 PICC 穿刺包,穿无菌手术衣,戴无菌手套。按顺序摆放物品。	2	2	1	0	
	9. 以穿刺点为中心消毒,方法、范围正确。	2	2	1	0	
	10. 铺无菌治疗巾,摆放无菌止血带。	2	2	1	0	
	11. 更换无菌手套,投递无菌物品,冲洗手套。	2	2	1	0	
	12. 打开 PICC 穿刺套件,按序摆放好用物,按预计导管长度,用无菌剪刀垂直剪断导管,并检查导管断端是否平整,勿剪出毛茬。	3	3	2	1	

续表

项目	评分标准	评分等级				得分
		分值	A	B	C	
	13. 抽吸生理盐水预冲导管内部，浸润导管外部，预冲肝素帽、穿刺针。	3	3	2	1	
	14. 扎止血带，协助患儿头偏向一侧，铺孔巾暴露穿刺部位。	3	3	2	1	
	15. 穿刺针从预定穿刺点穿刺，进针角度为15°～20°，见回血，减少进针角度后推进1～2 mm，固定针芯，推进外插管鞘少许，松开止血带，撤出针芯。	5	5	4	3	
	16. 固定插管鞘，将导管沿插管鞘匀速、缓慢的置入，当导管到达肩部时，协助患儿头转向穿刺侧，下颌靠近胸部，完全将导管置入到预计长度。	5	5	4	3	
	17. 插管至预定长度后，撕开插管鞘，移去可撕裂套管时注意保持导管的位置，一手固定导管，一手移去导丝。	5	5	4	3	
	18. 用 10 ml 生理盐水注射器抽回血，用无菌生理盐水脉冲式封管。连接肝素帽。撤孔巾。	5	5	4	3	
	19. 明胶海绵放置在穿刺点上。将体外导管放置呈弧形弯曲。	3	3	2	1	
	20. 透明敷贴完全覆盖延长管无张力粘贴。胶布以横向、交叉、横向固定延长管。粘贴标识。	2	2	1	0	
	21. 整理用物，协助患儿活动手臂以适应导管的存在，整理床单元。	2	2	1	0	
	22. 填写 PICC 置管记录。	2	2	1	0	
	23. 患儿拍 X 光片确认导管位置。	2	2	1	0	
操作后（10）	1. 安置病人。	4	4	3	2	
	2. 终末处理。	3	3	2	1	
	3. 洗手、记录。	3	3	2	1	
总体评价（10）	1. 操作中以患儿为中心，注意保暖和患儿交流，以减少疼痛，观察患儿情况。	3	3	2	1	
	2. 操作符合无菌技术操作规范。	3	3	2	1	
	3. 选择合适的穿刺部位、血管，做到一次穿刺成功。	2	2	1	0	
	4. 导管固定牢固，不易脱落。	2	2	1	0	

十八、婴幼儿股静脉穿刺取血

【目的】

采集血标本。

【操作前准备】

1. 护士:仪表端庄,衣帽整洁,洗手、戴口罩。

2. 患儿:告知患儿(家长)操作目的、方法及配合。

3. 评估:患儿的年龄、病情及意识状况,患儿心理状况及合作程度。穿刺处皮肤情况。

4. 用物:治疗盘、血标本管、碘伏、棉签、弯盘、5 ml 注射器、纱布、垫枕、大毛巾、化验单。

【操作流程及注意事项】

流　程	注意事项
1. 备齐用物至诊室,核对患儿。	
2. 关闭门窗,调节室温。	
3. 准备纱布。	
4. 检查 5 ml 注射器,取出备用。	
5. 检查血标本管。	
6. 患儿仰卧,助手固定患儿大腿外展成蛙形,大毛巾保暖,以便暴露腹股沟区。	
7. 穿刺侧臀部垫高,形成较为宽敞的平面。	
8. 碘伏环形消毒穿刺点,直径为 10 cm,消毒操作者左手食指。	
9. 在患儿腹股沟中、内 1/3 交界处,左手示指触及腹股沟搏动处,右手持注射器在腹股沟搏动内侧 0.5 cm 处垂直穿刺,边退针边抽回血。	• 注意观察患儿反应。 • 穿刺失败不宜在同侧多次穿刺,以免形成血肿,若回血呈鲜红色,表明误入股动脉,应立即拔出针头,用无菌纱布紧压 5～10 min,直到无出血为止。

10. 见回血后固定针头，抽取所需血量。	
11. 拔针，用纱布压迫止血 5～10 min。将血注入血标本管，送检。	• 压迫止血力量适中，防止出血或阻断股动脉血流。

【操作后处置】

1. 安置患儿。

2. 终末处理。

3. 洗手、记录。

【总体评价】

1. 患儿安全、舒适。

2. 操作达到预期目的。

【沟通要点】

1. 操作前

(1) 询问患儿姓名，了解病情，安慰鼓励患儿及家长。

(2) 告知家长取血的目的，操作的方法、注意事项。

(3) 告知家长配合的方法。

2. 操作中

(1) 观察患儿反应。

(2) 取血后压迫止血力量适中，防止出血或阻断股动脉血流。

3. 操作后

(1) 告知患儿或家长，如果患儿的面色、精神状态有异常，请及时按铃，看到后，我们会马上过来。再有，我们会随时的、经常的来看宝宝，请放心，谢谢配合。

(2) 告知家长，保持会阴部的清洁，保护穿刺针孔不被尿液污染。

(3) 安慰鼓励家长，我们会及时告知血标本检验结果。

【理论知识】

1. 股静脉穿刺取血的部位？

答：股静脉穿刺点位于腹股沟中 1/3 与内 1/3 交界处触到股动

脉搏动点内侧 0.3～0.5 cm 处。

2. 股静脉穿刺取血的适应证和禁忌证有哪些?

答:适用于婴幼儿,有出血倾向或凝血功能障碍的患儿禁用。

【附:考核评分标准】

婴幼儿股静脉穿刺取血考核评分标准

项目	评分标准	评分标准				得分
		分值	A	B	C	
目的(5)	采集血标本。	5	5	3	0	
准备(15)	1. 护士:仪表端庄,衣帽整洁,洗手、戴口罩。	2	2	1	0	
	2. 患儿:告知患儿(家长)操作目的、方法及配合技巧。	5	5	3	1	
	3. 评估:患儿的年龄、病情及治疗情况,患儿心理状况及合作程度。穿刺处皮肤情况。	5	5	3	1	
	4. 用物:治疗盘、血标本管、碘伏、棉签、弯盘、5 ml 注射器、纱布、垫枕、大毛巾、化验单。	3	3	1	0	
流程(60)	1. 备齐用物至诊室,核对患儿。	5	5	3	0	
	2. 关闭门窗,调节室温。	5	5	3	0	
	3. 准备纱布。	2	2	1	0	
	4. 检查 5 ml 注射器,取出备用。	3	3	1	0	
	5. 检查血标本管。	5	5	3	0	
	6. 患儿仰卧,助手固定患儿大腿外展成蛙形,大毛巾保暖,以便暴露腹股沟区。	10	10	5	0	
	7. 穿刺侧臀部垫高,形成较为宽敞的平面。	5	5	3	0	
	8. 碘伏环形消毒穿刺点,直径为 10 cm,消毒操作者左手食指。	5	5	3	0	
	9. 在患儿腹股沟中、内 1/3 交界处,左手示指触及腹股沟搏动处,右手持注射器在腹股沟搏动内侧 0.5 cm 处垂直穿刺,边退针边抽回血。	10	10	5	0	
	10. 见回血后固定针头,抽取所需血量。	2	2	1	0	
	11. 拔针,用纱布压迫止血 5～10 cm。	3	3	2	0	
	12. 将血注入血标本管,送检。	5	5	3	0	
操作后(10)	1. 安置患儿。	3	3	1	0	
	2. 终末处理。	3	3	1	0	
	3. 洗手,记录。	4	4	2	0	
总体评价(10)	1. 患儿安全、舒适。	5	5	3	1	
	2. 操作达到预期目的。	5	5	3	1	

十九、婴幼儿颈外静脉穿刺取血

【目的】

采集血标本。

【操作前准备】

1. 护士:仪表端庄,衣帽整洁,洗手、戴口罩。

2. 患儿:告知患儿(家长)操作目的、方法及配合技巧。

3. 评估:患儿的年龄、病情、意识、心理状况及合作程度。穿刺部位皮肤情况。

4. 用物:治疗盘、血标本管、碘伏、棉签、弯盘、5 ml 注射器、头皮针、纱布、软枕、化验单。

【操作流程及注意事项】

流　程	注意事项
1. 备齐用物至床边,核对患儿。	
2. 关闭门窗,调节室温。	
3. 准备纱布,检查头皮针,取出并与 5 ml 注射器连接备用。	
4. 检查血标本管。	
5. 患儿去枕仰卧,背下垫软枕,协助患儿头转向一侧,使颈部尽量伸展,露出颈外静脉穿刺点,以便穿刺。	• 固定体位以后,应立即进行操作,以防患儿头部下垂时间长,影响头部血液回流。
6. 用碘伏以胸锁乳突肌中点上缘与下颌角连线的上 1/3 处为中心环形消毒穿刺点,直径为 10 cm。	
7. 消毒操作者左手中指、食指及拇指。	
8. 将消毒好的左手食指按压在穿刺点近心端 3～4 cm 处,右手持注射器及针尖斜面向上与皮肤呈	• 注意观察患儿的呼吸和面色情况。 • 局部静脉穿破后,立即加压止血,待止血后更换对侧采血。

15°～30°角直刺，进针约 0.5 cm 再平行进入血管，自感有一种抵触感见回血后立即回抽。	
9. 抽取所需血量后用纱布按压穿刺点，即刻拔针，将患儿头抬起，压迫止血 5～10 min。	• 注意观察穿刺处有无出血。
10. 将血注入血标本管，送检。	

【操作后处置】

1. 安置患儿。
2. 终末处理。
3. 洗手、记录。

【总体评价】

1. 患儿安全。
2. 操作达到预期目的。

【沟通要点】

1. 操作前

(1) 询问患儿姓名，了解病情，安慰鼓励患儿及家长。

(2) 告知家长穿刺的目的，操作的方法、注意事项。

(3) 告知家长配合的方法。

2. 操作中

(1) 注意观察患儿面色和呼吸情况。

(2) 注意观察穿刺处有无出血。

3. 操作后

(1) 告知家长，如果患儿的面色、精神状态有异常，请及时按铃。此外，护士会随时、经常地来看宝宝，请家长放心，谢谢家长配合。

(2) 安慰鼓励家长，护士会及时告知血标本检验结果。

【理论知识】

1. 试述颈外静脉穿刺取血的部位。

答：颈外静脉穿刺点位于胸锁乳突肌中点上缘与下颌角连线

的上 1/3 处。

2. 颈外静脉穿刺取血的适应证和禁忌证有哪些?

答:适用于 3 岁以内婴幼儿或肥胖儿童,但有严重心肺疾病、新生儿、一般情况不佳、病情危重和有出血倾向的患儿禁用。

【附:考核评分标准】

婴幼儿颈外静脉穿刺取血考核评分标准

项目	评分标准	评分标准				得分
		分值	A	B	C	
目的(5)	采集血标本。	5	5	3	0	
准备(15)	1. 护士:仪表端庄,衣帽整洁,洗手、戴口罩。 2. 患儿:告知患儿(家长)操作目的、方法及配合技巧。 3. 评估:患儿的年龄、病情、意识、心理状况及合作程度。穿刺部位皮肤情况。 4. 用物:治疗盘、血标本管、碘伏、棉签、弯盘、5 ml 注射器、头皮针、纱布、软枕、化验单。	2 5 5 3	2 5 5 3	1 3 3 1	0 1 1 0	
流程(60)	1. 备齐用物至床边,核对患儿。 2. 关闭门窗,调节室温。 3. 准备纱布,检查头皮针,取出并与 5 ml 注射器连接备用。 4. 检查血标本管。 5. 患儿去枕仰卧,背下垫软枕,协助患儿头转向一侧,使颈部尽量伸展,露出颈外静脉穿刺点,以便穿刺。 6. 用碘伏以胸锁乳突肌中点上缘与下颌角连线的上 1/3 处为中心,环形消毒穿刺点,直径为 10 cm。 7. 消毒操作者左手中指、食指及拇指。 8. 将消毒好的左手食指按压在穿刺点近心端约 3～4 cm 处,右手持注射器及针尖斜面向上与皮肤呈 15°～30°角直刺,进针约 0.5 cm 再平行进入血管,自感有一种抵触感见回血后立即回抽。 9. 抽取所需血量后用纱布按压穿刺点,即刻拔针,将患儿头抬起,压迫止血 5～10 min。 10. 将血注入血标本管,送检。	5 5 5 5 10 5 5 10 5 5	5 5 5 5 10 5 5 10 5 5	3 3 3 3 5 3 3 5 3 3	0 0 0 0 0 0 0 2 1 1	
操作后(10)	1. 安置患儿。 2. 终末处理。 3. 洗手,记录。	3 3 4	3 3 4	1 1 2	0 0 0	
总体评价(10)	1. 患儿安全。 2. 操作达到预期目的。	5 5	5 5	3 3	1 1	

二十、婴幼儿留尿标本

【目的】

采集尿标本送检验,作诊断疾病参考。

【操作前准备】

1. 护士:仪表端庄,衣帽整洁,洗手、戴口罩。
2. 患儿:告知患儿(家长)操作目的、过程及配合方法。
3. 评估:患儿的年龄、病情、意识、心理状况及合作程度。
4. 用物:治疗盘、一次性尿袋、尿杯、清洁手套、弯盘、化验单。

【操作流程及注意事项】

流　程	注意事项
1. 备齐用物至床边,核对患儿。	
2. 关闭门窗,调节室温。	
3. 检查一次性尿袋、尿杯。	
4. 解开尿不湿,暴露患儿会阴部。	
5. 使用一次性尿袋,将圆孔对准会阴贴紧,松兜尿布,留尿。	
6. 查看患儿是否有尿液排出,取出尿液,倒入尿杯,送检。	
7. 整理患儿衣裤。	
8. 整理用物,终末处理。	• 标本应于 30 min 内送检,以免尿液变碱性。

【操作后处置】

1. 安置患儿。
2. 终末处理。
3. 洗手、记录。

【总体评价】

1. 患儿安全、舒适。
2. 操作达到预期目的。

【沟通要点】

1. 操作前

(1) 询问患儿姓名,了解病情,安慰鼓励患儿及家长;

(2) 告知家长留尿的目的,操作的方法、注意事项。

2. 操作中

(1) 与患儿家长沟通将床头稍抬高,促使尿液流入集尿袋内。

(2) 我们会经常巡视患儿,有尿后立即取下送检。

3. 操作后

(1) 与家长沟通,指导家长会阴护理的相关知识。

(2) 安慰鼓励家长,我们会及时告知尿标本检验结果,谢谢患儿家长的配合。

【理论知识】

1. 小儿排尿的特点有哪些?

答:93%的新生儿在出生后 24 h 内开始排尿,99%在 48 h 内排尿,1 岁时每日排尿 15~16 次,学龄前和学龄期每日排尿6~7 次。新生儿正常尿量为每小时 1~3 ml/kg,每小时<1.0 ml/kg 为少尿,<0.5 ml/kg 为无尿。婴儿每日尿量为 400~500 ml,幼儿 500~600 ml;学龄前期 600~800 ml;学龄期 800~1 400 ml。若婴幼儿每日排尿量少于 200 ml,学龄前儿童少于 300 ml,学龄期儿童少于 400 ml,即为少尿;每日尿量少于 30~50 ml 为无尿。

2. 小儿尿液的特点有哪些?

答:尿色及酸碱度:正常小儿尿色淡黄,pH 在 5~7。寒冷季节尿排出后变为白色混浊,是由于尿中盐类结晶所致。尿渗透压和尿比重:儿童尿渗透压通常为 500~800 mmol/L,尿比重通常为 1.011~1.025。尿蛋白:正常小儿尿蛋白定性试验阴性,定量不超过每天 100 mg,超过 150~200 mg 为异常。

3. 试述尿常规留取方法。

答:一般留取晨起第一次小便,留取尿液 20~50 ml。

【附:考核评分标准】

婴幼儿留尿标本考核评分标准

项目	评 分 标 准	评分标准				得分
		分值	A	B	C	
目的(5)	采集尿标本送检验,作诊断疾病参考。	5	5	3	1	
准备(15)	1. 护士:仪表端庄,衣帽整洁,洗手、戴口罩。	2	2	1	0	
	2. 患儿:告知患儿(家长)操作目的、过程及配合方法。	5	5	3	1	
	3. 评估:患儿的年龄、病情、意识、心理状况及合作程度。	5	5	3	1	
	4. 用物:治疗盘、一次性尿袋、尿杯、清洁手套、弯盘、化验单。	3	3	1	0	
流程(60)	1. 备齐用物至床边,核对患儿。	5	5	3	1	
	2. 关闭门窗,调节室温。	5	5	3	1	
	3. 检查一次性尿袋、尿杯。	8	8	5	3	
	4. 解开尿不湿,暴露患儿会阴部。	5	5	3	1	
	5. 使用一次性尿袋,将圆孔对准会阴贴紧,松兜尿布,留尿。	12	12	8	4	
	6. 查看患儿是否有尿液排出,取出尿液,倒入尿杯,送检。	10	10	6	4	
	7. 整理患儿衣裤。	8	8	5	3	
	8. 整理用物,终末处理。	7	7	4	2	
操作后(10)	1. 安置患儿。	4	4	3	2	
	2. 终末处理。	3	3	2	1	
	3. 洗手,记录。	3	3	2	1	
总体评价(10)	1. 患儿安全、舒适。	5	5	3	1	
	2. 操作达到预期目的。	5	5	3	1	

二十一、婴幼儿全身约束

【目的】

1. 限制患儿活动,以利诊疗。

2. 保护躁动不安的患儿,以免发生意外。

【操作前准备】

1. 护士:仪表端庄,衣帽整洁,洗手、戴口罩。

2. 患儿:告知患儿(家长)操作目的、过程及配合方法。

3. 评估:患儿病情、生命体征、意识状态、肢体活动度、约束的目的及家长心理状况,并由家长在知情同意书上签字。

4. 用物:大毛巾、知情同意书、笔。

【操作流程及注意事项】

流　程	注意事项
1. 备齐用物至床边,核对患儿。	
2. 关闭门窗,调节室温。	
3. 患儿平卧于床头,将大毛巾横铺于床上。	
4. 折叠大毛巾,达到能盖住患儿由肩至脚跟部的宽度。	
5. 将患儿放在大毛巾中间,将大毛巾一边紧裹患儿一侧上肢、躯干和下肢,经胸、腹部至对侧腋窝处,再将大毛巾整齐地压于患儿身下。	•包裹松紧适宜,避免过紧损伤患儿皮肤、影响血液循环,而过松则失去约束意义。 •保持患儿姿势舒适,定时给予短时的姿势改变,减少疲劳。
6. 大毛巾另一边紧裹患儿另侧手臂,经胸压于背下。	
7. 将患儿放回原处。	
8. 约束过程中加强巡视,定时变换体位约束。	•约束期间,随时注意观察约束部位皮肤颜色、温度、血液循环情况。

【操作后处置】

1. 安置患儿。

2. 终末处理。

3. 洗手、记录。

【总体评价】

1. 患儿安全。

2. 操作达到预期目的。

【沟通要点】

1. 操作前

(1) 安慰鼓励家长。

(2) 告知家长约束的目的,操作的方法、注意事项。

(3) 告知家长配合的方法。

2. 操作中:患儿躁动时勿用力按压肢体。

3. 操作后

(1) 告知家长,如有需要,请及时按铃,护士会及时赶到,再有护士会随时的、经常的来看宝宝,请放心,谢谢配合。

(2) 告知家长每 2 h 更换体位,注意观察患儿的面色,呼吸,精神情况等。

(3) 若约束效果不佳,及时与护士联系。

【理论知识】

1. 使用约束具的注意事项有哪些?

答:(1) 严格掌握运用指征,注意维护病人自尊。

(2) 向病人及家属说明使用约束具的目的、操作要领、主要注意事项,以取得理解和配合,并使之获得约束具使用的相关知识。

(3) 约束具只能短期使用,并定时松解,协助病人翻身活动。

(4) 使用时肢体处于功能位,约束带下必须垫衬垫,松紧适宜;密切观察约束部位的皮肤颜色,必要时进行局部按摩,促进血液循环,以保证病人的安全和舒适。

(5) 记录使用约束具的原因、时间、观察结果、护理措施和解除约束的时间。

2. 约束的种类有哪些?

答:(1) 全身约束法。

(2) 手或足约束法。

(3) 沙袋约束法。

【附:考核评分标准】

婴幼儿全身约束考核评分标准

项目	评分标准	评分标准				得分
		分值	A	B	C	
目的(5)	1. 限制患儿活动,以利诊疗。	2	2	1	0	
	2. 保护躁动不安的患儿,以免发生意外。	3	3	1	0	
准备(15)	1. 护士:仪表端庄,衣帽整洁,洗手、戴口罩。	2	2	1	0	
	2. 患儿:告知患儿(家长)操作目的、过程及配合方法。	5	5	3	1	
	3. 评估:患儿病情、生命体征、意识状态、肢体活动度、约束的目的及家长心理状况,并由家长在知情同意书上签字。	5	5	3	1	
	4. 用物:大毛巾、知情同意书、笔。	3	3	1	0	
流程(60)	1. 备齐用物至床边,核对患儿。	5	5	3	1	
	2. 关闭门窗,调节室温。	5	5	3	1	
	3. 患儿平卧于床头,将大毛巾横铺于床上。	5	5	3	1	
	4. 折叠大毛巾,达到能盖住患儿由肩至脚跟部的宽度。	5	5	3	1	
	5. 将患儿放在大毛巾中间,将大毛巾一边紧裹患儿一侧上肢、躯干和下肢,经胸、腹部至对侧腋窝处,再将大毛巾整齐地压于患儿身下。	15	15	10	5	
	6. 大毛巾另一边紧裹患儿另侧手臂,经胸压于背下。	15	15	10	5	
	7. 将患儿放回原处。	5	5	3	1	
	8. 约束过程中加强巡视,定时变换体位约束。	5	5	3	1	
操作后(10)	1. 安置患儿。	4	4	3	2	
	2. 终末处理。	3	3	2	1	
	3. 洗手,记录。	3	3	2	1	
总体评价(10)	1. 患儿安全。	5	5	3	1	
	2. 操作达到预期目的。	5	5	3	1	

二十二、新生儿注射器洗胃

【目的】

清除新生儿胃内误吸的羊水、胎粪、血液等，缓解呕吐，减轻患儿痛苦，是治疗新生儿咽下综合征的有效手段。

【操作前准备】

1. 护士：六步洗手法洗手，衣帽整齐，戴口罩。

2. 评估：患儿的日龄、病情、生命体征、口鼻腔黏膜情况，有无洗胃禁忌证。

3. 用物：治疗盘、生理盐水、石蜡油、洗胃包、棉签、注射器、胶布、纱布、弯盘、胃管、污物罐。洗胃包内含弯盘、治疗碗、小毛巾。

【操作流程及注意事项】

流　程	注意事项
1. 备齐用物至患儿床边，核对患儿，关闭门窗。	
2. 按使用顺序摆放用物，倒温热生理盐水，准备胶布。	
3. 患儿取平卧位，头偏向一侧，围治疗巾于颈下胸前，清洁鼻腔。	
4. 润滑胃管，测量胃管插入长度，做好标记。	•插管长度为眉间至胸骨剑突的长度。
5. 一手托起患儿头部，令头稍向后仰，一手持胃管，沿鼻孔先向上平起再向后下缓慢轻轻插入，插入至咽喉5～7cm时，将患儿头部托起，使下颌靠近胸骨柄，插入胃管到预定长度。	•插管时，避免误入气管。
6. 检查胃管插入是否在胃内。	
7. 固定胃管。	
8. 末端接注射器，抽吸胃内溶液。	

9. 洗胃：每次注入 5 ml，再抽出弃去，如此反复冲洗，直至洗净为止。 10. 反折胃管，迅速拔出，清洁鼻腔。	• 严禁一次注入过多洗胃液，以免造成急性胃扩张。 • 注意观察洗出液的量、颜色及性状。 • 洗胃液温度为 37～38 ℃。 • 洗胃同时观察患儿面色、神志、呼吸等情况，发生异常立即停止洗胃，对症处理。

【操作后处置】

1. 安置患儿于舒适体位。

2. 终末处理。

3. 洗手、记录。

【总体评价】

1. 患儿安全，无并发症。

2. 操作熟练、流畅，达到预期治疗目的。

【沟通要点】

1. 操作前

(1) 告知新生儿家长洗胃的目的、方法及注意事项。

(2) 洗胃前患儿暂禁食，平卧，头偏向一侧。

2. 操作中：新生儿胃容量为 30～50 ml，洗胃时每次灌入量不超过胃容量的 1/2；注入液体时速度不宜过快或过慢，过快容易损伤胃黏膜，过慢又不能把贴在胃黏膜上的黏液冲掉。保持出入平衡。

3. 操作后：洗胃后根据病情需禁食 4～6 h，继续观察有无呕吐情况。

【理论知识】

1. 新生儿洗胃的胃管如何选择？

答：新生儿洗胃应选择管径小、质地优、无刺激性、软硬适中的硅胶胃管，一般不用橡胶胃管。早产儿用 6 号硅胶胃管，足月儿用 8 号硅胶胃管。

2. 新生儿洗胃胃管插入长度是多少？

答：新生儿洗胃标准插入长度是新生儿发际至剑突的长度，一般约 16～20 cm。

3. 新生儿咽下综合征常用的洗胃液是什么？其温度、量分别是多少？

答:新生儿咽下综合征常用 2%碳酸氢钠溶液或生理盐水洗胃。量为 50～60 ml,温度为 37～40 ℃。

4. 新生儿洗胃常见的并发征有哪些？

答:新生儿洗胃常见的并发症有急性胃扩张,窒息,吸入性肺炎,胃肠道感染。

5. 试述急性胃扩张的常见原因及预防。

答:急性胃扩张常见原因:

(1) 胃管孔被堵塞,造成活瓣作用,使洗胃液体只进不出,多灌少排,进液量明显大于出液量,导致急性胃扩张。

(2) 反复洗胃造成大量溶液潴留在胃内。

急性胃扩张的预防:

(1) 洗胃过程中,保持灌入液量与抽出液量平衡。当抽吸无液体流出时,及时判断是胃管堵塞还是胃内液体抽空。如属前者,可上下移动或转动胃管,作适当调整。

(2) 洗胃过程中应严密观察病情变化,如神志、呼吸、血压及上腹是否隆起等。

(3) 对于已经发生的急性胃扩张,将患儿头抬高,头偏向一侧,并查找原因对症处理。如因洗胃,胃管孔堵塞引起,立即更换胃管重新插入将胃内容吸出,如为洗胃过程中空气吸入胃内引起,则应用负压吸引将空气吸出等处理。

【附:考核评分标准】

新生儿注射器洗胃考核评分标准

项目	评分标准	评分等级				得分
		分值	A	B	C	
目的（5）	清除新生儿胃内误吸的羊水、胎粪、血液等，缓解呕吐，减轻患儿痛苦，是治疗新生儿咽下综合征的有效手段。	5	5	4	3	
操作前（15）	1. 护士：六步洗手法洗手，衣帽整齐，戴口罩。	5	5	4	3	
	2. 评估：患儿的日龄、病情、生命体征、口鼻腔黏膜情况，有无洗胃禁忌证。	5	5	4	3	
	3. 用物：治疗盘、生理盐水、石蜡油、洗胃包、棉签、注射器、胶布、纱布、弯盘、胃管、污物罐。洗胃包内含弯盘、治疗碗、小毛巾。	5	5	4	3	
操作流程（60）	1. 备齐用物至患儿床边，核对患儿。	3	3	2	1	
	2. 按使用顺序摆放用药，倒温热生理盐水，准备胶布。	3	3	2	1	
	3. 患儿取平卧位，头偏向一侧，围治疗巾于颈下胸前，清洁鼻腔。	8	8	6	4	
	4. 润滑胃管，测量胃管插入长度，做好标记。	8	8	6	4	
	5. 一手托起患儿头部，令头稍向后仰，一手持胃管，沿鼻孔先向上平起再向下缓慢轻轻插入，插入至咽喉 5～7 cm 时，将患儿头部托起，使下颌靠近胸骨柄，插入胃管到预定长度。	8	8	6	4	
	6. 检查胃管插入是否在胃内。	8	8	6	4	
	7. 固定胃管。	3	3	2	1	
	8. 末端接注射器，抽吸胃内溶液。	5	5	4	3	
	9. 洗胃：每次注入 5 ml，再抽出弃去，如此反复冲洗，直至洗净为止。	8	8	6	4	
	10. 反折胃管，迅速拔出，清洁鼻腔。	6	6	4	2	
操作后（10）	1. 安置患儿于舒适体位。	4	3	2	1	
	2. 终末处理。	3	2	1	0	
	3. 洗手、记录。	3	2	1	0	
总体评价（10）	1. 患儿安全，无并发症。	5	5	3	1	
	2. 操作熟练、流畅，达到预期治疗目的。	5	5	3	1